机器人心脏外科学

Robotic Cardiac Surgery

原 著 ［中国］Changqing Gao

主 译 高长青 杨 明

译 者 （按姓氏笔画排序）

王 刚 王 嵘 王 瑶 冯泽坤 成 楠

任崇雷 杨 明 肖苍松 张永会 张华军

尚 亮 姚民辉 高长青

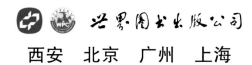
世界图书出版公司

西安 北京 广州 上海

图书在版编目（CIP）数据

机器人心脏外科学 / 高长青主编；高长青，杨明主译 . —西安：世界图书出版西安有限公司，2018.7

书名原文：Robotic Cardiac Surgery

ISBN 978-7-5192-4698-3

Ⅰ . ①机… Ⅱ . ①高… ②杨… Ⅲ . ①机器人技术—应用—心脏外科学 Ⅳ . ① R654-39

中国版本图书馆 CIP 数据核字（2018）第 136328 号

Translation from the English language edition:

Robotic Cardiac Surgery

edited by Changqing Gao

Copyright © Springer Science+Business Media Dordrecht 2014

This work is published by Springer Nature

The registered company is Springer Science+Business Media B.V.

All Rights Reserved

书　　名	**机器人心脏外科学**	
	Jiqiren Xinzang Waikexue	
原　　著	［中国］Changqing Gao	
主　　译	高长青　杨　明	
责任编辑	马可为	
装帧设计	新纪元文化传播	
出版发行	**世界图书出版西安有限公司**	
地　　址	西安市北大街 85 号	
邮　　编	710003	
电　　话	029-87214941（市场营销部）	
	029-87234767（总编室）	
网　　址	http://www.wpcxa.com	
邮　　箱	xast@wpcxa.com	
经　　销	新华书店	
印　　刷	西安市建明工贸有限责任公司	
开　　本	889mm×1194mm　　　1/16	
印　　张	9	
字　　数	160 千字	
版　　次	2018 年 7 月第 1 版　2018 年 7 月第 1 次印刷	
版权登记	25-2017-0088	
国际书号	ISBN 978-7-5192-4698-3	
定　　价	110.00 元	

医学投稿　xastyx@163.com　‖　029-87279745　87284035

☆如有印装错误，请寄回本公司更换☆

致 谢

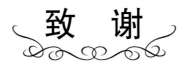

作者团队衷心感谢下列个人和机构对本书出版给予的大力支持：

北京解放军总医院 / 解放军医学院

Karen Zhao, MA   Junlan Yan, RN

Jiali Wang, BS   Jiachun Li, BS

Guopeng Liu, MS   Yue Zhao, RN

Lixia Li, RN   Bojun Li, MD

Shengli Jiang, MD   Yang Wu, MD

主编简介

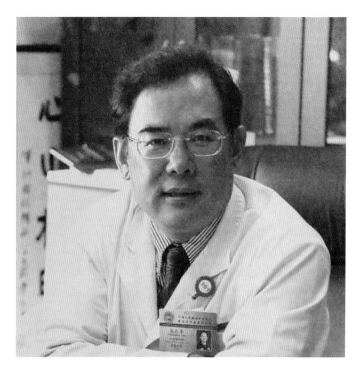

高长青，心血管外科学专家，中国工程院院士，英国爱丁堡皇家外科学院院士，法国国家医学科学院院士，法国国家外科学院院士。1999—2014年任解放军总医院心血管外科主任，2011—2015年任解放军总医院医务部主任、副院长。目前为主任医师、一级教授、博士生导师，少将军衔，全军心脏外科研究所所长，心血管疾病微创技术研究北京市重点实验室主任。

中国医师协会心血管外科医师分会会长，中华胸心血管外科分会副主任委员，北京心脏外科分会主任委员，中国生物医学工程学会常委；国际微创胸心外科学会常委，美国机器人外科学会常委，美国胸外科学会、欧洲心胸外科学会、英国胸心外科学会会员；*Journal of Robotic Surgery*, *Heart Surgery Forum*（美国），*Journal Cardiac Thoracic Surgery*（英国）等数十家杂志主编、共同主编或编委等。

长期从事心血管外科临床和基础研究工作，在老年冠心病、瓣膜病、大血管疾病的外科诊治及临床研究方面具有深厚的造诣，主刀完成各类心脏大手术4000余例。开创了我国机器人微创外科，是亚洲机器人微创心脏外科的开拓者之一，引领并推动了世界机器人微创外科的发展；完成了系列微创冠状动脉旁路移植术临床和基础研究，在国际上率先提出冠状动脉旁路移植术术后抗凝治疗新方案；创新性阐述了心脏心肌带的解剖学概念，促进了我国冠心病室壁瘤外科的发展。

承担国家"863"等课题20余项。获国家科学技术进步奖一等奖1项，省部级一等奖多项。出版专著10余部，发表论文400余篇。先后获"何梁何利科学与技术奖""求是奖""军队杰出专业技术人才奖"和"全军干部保健工作特殊贡献奖"。入选军队科技领军人才，荣立二等功多次。享受政府特殊津贴。

原著作者

Changqing Gao, MD Department of Cardiovascular Surgery, PLA General Hospital, Beijing, People's Republic of China

Chonglei Ren Department of Cardiovascular Surgery, PLA General Hospital, Beijing, People's Republic of China

Mukta C. Srivastava, MD Division of Cardiology, University of Maryland Medical Center, Baltimore, MD, USA

Bradley Taylor, MD Division of Cardiology, University of Maryland Medical Center, Baltimore, MD, USA

Mark R. Vesely, MD Division of Cardiology, University of Maryland Medical Center, Baltimore, MD, USA

Gang Wang, MD Department of Cardiovascular Surgery, PLA General Hospital, Beijing, People's Republic of China

Yao Wang, MD Department of Cardiovascular Surgery, PLA General Hospital, Beijing, People's Republic of China

Cangsong Xiao, MD Department of Cardiovascular Surgery, PLA General Hospital, Beijing, People's Republic of China

Ming Yang, MD Department of Cardiovascular Surgery, PLA General Hospital, Beijing, People's Republic of China

David Zimrin, MD Department of Medicine, University of Maryland School of Medicine, Baltimore, MD, USA

郑重声明

由于医学是不断更新拓展的领域，因此相关实践操作、治疗方法及药物都有可能会改变，希望读者可审查书中提及的器械制造商所提供的信息资料及相关手术的适应证和禁忌证。作者、编辑、出版者或经销商不对书中的错误或疏漏以及应用其中信息产生的任何后果负责，关于出版物的内容不作任何明确或暗示的保证。作者、编辑、出版者和经销商不就由本出版物所造成的人身或财产损害承担任何责任。

序

　　《机器人心脏外科学》既是一本全面讲解机器人心脏手术的综合性学术专著，同时也是一本学习手册，详尽阐释了各类机器人心脏手术的方式方法。主编高长青教授是一位经验丰富的外科医生，发表了大量同行评议文章，并数次举办大型学术会议和学习班，向全世界的机器人心脏外科医生讲授如何安全有效开展机器人心脏外科手术。

　　本书阐述的重要原则之一，即只有能够以精湛娴熟的手术技巧完成各类传统心脏疾病手术的外科医生，才能获得理想的机器人心脏手术效果。经验丰富的外科医生更容易成为机器人心脏外科手术的佼佼者。高长青教授和他的团队经验丰富，他们的手术技巧和手术效果堪称世界一流，本书中将为大家一一呈现。

　　在瓣膜病方面，本书主要对机器人二尖瓣、三尖瓣修复术和置换术进行了探讨；在先天性心脏病部分，主要讨论了房间隔缺损和其他先天性缺损的机器人手术治疗结果。本书详尽阐述了机器人胸廓内动脉游离、机器人辅助下冠状动脉旁路移植术或全机器人下的冠状动脉旁路移植术，以及机器人冠状动脉旁路移植术联合支架植入的分站式杂交手术等。杂交手术早期来源于微创瓣膜手术，患者如果合并单支冠状动脉病变，倾向于行支架植入而非同期冠状动脉旁路移植术。最后一部分是机器人左心室心外膜起搏导线植入，该技术对心传导阻滞或需要同步化治疗的患者大有帮助。

　　在中国，机器人外科手术技术已取得骄人成果，而本书正是由中国资深的专家医生、麻醉师和心血管内外科医生共同倾力完成的。为增强读者对机器人手术的理解，书中所有章节都有精美手术配图。《机器人心脏外科学》是一个里程碑，展现了机器人技术在心血管外科应用的良好临床效果。

Lawrence H. Cohn, MD
哈佛医学院

前 言

　　自1998年心脏外科领域引入机器人技术以来，心脏外科医生不开胸心脏手术的梦想终于成为现实。北京解放军总医院于2006年率先引进中国首台达·芬奇S手术机器人系统，开启了中国微创机器人手术前沿技术的领跑之路。

　　我们的团队虚心求学，潜心钻研，攻坚克难，最终熟悉和掌握了达·芬奇手术机器人的操作规程。经过数年的不断实践，已可以完成达·芬奇S机器人手术系统所适用的所有不开胸心脏手术，并开拓创新出新的手术技巧和标准，完成了全球绝大多数种类的机器人心脏手术。截至目前，800余例机器人心脏手术全部成功。

　　我们愿与全球外科手术团队分享我们的经验，并在北京成立了国家及国际机器人心脏外科培训中心。该中心已为来自日本、新加坡、巴西、韩国、墨西哥等国家，以及中国香港、中国台湾等地区的心脏外科团队进行了专业培训。中国机器人心脏手术的发展已对亚洲乃至全球外科领域产生了深远影响。

　　中国有巨大的患者基数，同时也拥有大量外科医生，而他们正是手术经验极其丰富的创新型人才。毫无疑问，达·芬奇手术机器人的潜力将会通过中国外科医生和全球同行间的不断交流得到充分发挥。

　　《机器人心脏外科学》是一个里程碑。谨以此书纪念我们的机器人心脏外科之旅，分享经验，并向曾给予我们关心和帮助的诸位导师及来自全球的同行朋友们致以深深的谢意。

高长青

中国·北京

目　录

注：由于本书原著作者与中文版译者为同一团队成员，为更好帮助中国读者学习，经原出版方许可，译者对中文版中少部分内容进行了更新。

第 1 章

机器人心脏手术概述
Overview of Robotic Cardiac Surgery

Changqing Gao

▶ **摘 要**

一直以来，在不开胸的情况下完成心脏手术操作并获得与开放式手术同样的效果是心脏外科医生的梦想。虽然心脏微创手术的出现部分满足了临床医生的愿望，但却难以达到与机器人手术同样的满意度。

过去 20 年，心脏微创手术越来越普及。微创内镜成为最常用的方法。微创技术可使患者的恢复较以往的普通手术更快。但内镜的二维图像会影响视野和术野的深度，使医生难以完成精准的操作。因此，机器人手术便根植于对内镜技术扬长避短的愿望而诞生、发展。1998 年机器人技术被用于心脏外科。1994 年和 2001 年，美国食品药品监督管理局（FDA）分别批准了 AESOP 和 ZEUS 手术机器人系统用于临床。1999 年 1 月，Intuitive 公司推出了达·芬奇机器人手术系统；2000 年，达·芬奇机器人成为美国 FDA 明确指出可用于普通腹腔镜手术的首个机器人手术系统。随后的几年，美国 FDA 确定达·芬奇机器人手术系统用于心脏外科。机器人手术现已成功用于心脏停搏或不停搏下的房间隔缺损修补、二尖瓣修补或置换、冠状动脉旁路移植、黏液瘤切除、房颤消融、左心室心外膜电极植入和主动脉手术等。早期的结果令人鼓舞，与开胸手术相比，机器人手术使患者的输血需求量更少，住院时间更短，能更快地恢复至术前功能水平，生活质量得以改善。然而，仍需长期研究结果的支持方能使机器人手术成为心脏外科的新标准。

虽然传统的视频内镜技术是革命性的，但依然受到器械操作不够便利和二维视野的限制。这些缺陷使得传统内镜技术无法达到人类手腕般的动作和人眼的感知深度，急需设计新的方法来适应微创技术。而机器人手术系统代表了微创技术应用于手术的又一次革命。凭借手腕式器械的灵活性和三维可视化的机器人技术，将人类手腕和眼睛的优势呈现在微创手术领域。

在微创手术史上，以往需经开放手术技术完成的心脏手术首次可通过机器人得以完成。实际上，机器人心脏手术在 20 世纪 90 年代末就变得可行。在过去 10 年中，机器人手术越来越为全球的外科医生所认可。事实上，机器人手术系统为众多手术领域带来了真正的革命。

C. Gao, MD
Department of Cardiovascular Surgery, PLA General Hospital,
No.28 Fuxing Road, Beijing 100853, People's Republic of China
e-mail: gaochq301@yahoo.com

C. Gao (ed.), *Robotic Cardiac Surgery*,
DOI 10.1007/978-94-007-7660-9_1, © Springer Science+Business
Media Dordrecht 2014

在中国，达·芬奇手术备受外科医生青睐，机器人心脏手术的发展也非常迅速。2006年，达·芬奇系统首次由北京解放军总医院（301医院）引进，并进行了国内第一台机器人心脏手术。此后，解放军总医院心血管外科已完成了超过800例机器人心脏手术，如全机器人心脏不停搏冠状动脉旁路移植术、微创小切口心脏不停搏冠状动脉旁路移植术、冠状动脉杂交血运重建术、二尖瓣成形术、二尖瓣置换术、三尖瓣修复术、黏液瘤切除术、房间隔缺损修补术、室间隔缺损修补术、左心室心外膜电极植入等。

笔者所在单位的经验表明，受过良好训练的机器人手术团队，经过学习曲线后，可以取得良好的手术结果。需要强调的是，机器人手术系统只是一种工具，手术成功的基础为术者自身的手术经验，而非机器人系统。

中国拥有庞大的病患数量和大量具有丰富经验的外科医生。机器人微创手术的全部潜力可以通过中国外科医生与其他国家的同行进行更多的交流来充分发掘。

1.1　微创外科的历史

微创手术是避免使用开放性、侵入性操作，但同时具有相同目标，采用闭合性或局部化操作的手术方式，可以通过皮肤、体腔或其他解剖入口实现。这些方法通常涉及腹腔镜装置和远程控制系统的使用，通过内镜或类似的装置间接观察手术视野[1]。

作为微创手术最具代表性的手术——腹腔镜手术——是从胆囊切除术开始的，于30多年前在德国（1985年）和法国（1987年）最先报道[2-5]。与开放手术相比，腹腔镜手术的优点包括出血少、切口小、疼痛轻、感染风险降低、住院时间缩短、日常生活恢复快。虽然这些优点貌似很有吸引力，但是目前腹腔镜设备的技术和机械特性决定了腹腔镜手术的固有局限，如支点效应、受限的自由

移动度（4个自由度）、触觉反馈（力度和触觉）的丧失、违背直觉的视觉反馈，以及灵巧性较低等。克服这些局限性的愿望促使工程师和研究人员开发外科手术机器人，同时也扩展了微创手术的益处。

机器人系统是一种机械或虚拟智能设备，可以自动或通过远程控制执行任务。人类制造机器人的尝试已有2000多年的历史。"机器人"一词是1920年由捷克作家卡雷尔·恰佩克（Karel Čapek）在他的剧作《罗素姆的万能机器人》（Rossum's Universal Robots）中最先创造并介绍给公众的，"机器人"一词来自斯拉夫语的"robota"，意思是"强迫劳动与做家务"[6]。从那时起，机器人开始发展，并进入工业、军事、航空航天、航海等领域。1961年首台工业机器人在美国新泽西通用汽车厂开始启用，这一里程碑事件宣示了机器人开始进入主流人类生活。

1.2　机器人手术系统的历史

在计算机技术辅助下，目前已经开发出具有远程遥控及具有6个自由度的机械臂，并允许在有限空间中自由取向。1985年首次记录了机器人辅助外科手术的使用，Kwoh等使用PUMA 560在CT指导下进行了神经外科的活检[7]。3年后，在经尿道前列腺切除术治疗良性前列腺增生时的软组织手术中使用了相同的系统[8]。1988年，伦敦帝国理工学院开发的PROBOT系统被伦敦的盖伊和圣·托马斯医院的Senthil Nathan博士用来进行前列腺手术。同时，RoboDoc——第一个手术机器人系统由美国加利福尼亚州萨克拉门托的综合外科用品有限公司（Integrated Surgical Supplies Ltd.）开发，并在1992年被用于全髋关节置换术[9]，该系统能够以96%的精度精确地定位股骨轴，而使用标准的手术器械仅有75%的精度[10]。尽管没有获得FDA批准，但

RoboDoc 在欧洲和日本有着广泛的应用。

Computer Motion，Inc.® 是一家医疗机器人公司，成立于 1989 年，由毕业于美国加州大学圣芭芭拉分校电气工程专业的王玉伦博士创建，并获美国政府和私营企业资助。该公司推出了 AESOP®（内镜自动定位系统），它是一个机器人腔镜定位操纵系统。同时制造了另一个机器人系统——ZEUS® 机器人手术系统[11-12]。这两种机器人系统（图 1-1、图 1-2）分别在 1994 年和 2001 年被 FDA 批准用于临床[12]。

1.3　达·芬奇手术系统

Frederic H. Moll 博士是一位具有敏锐商业嗅觉的医生，他看到了新兴的机器人技术的商业价值，随后他获得了首创机器人手术系统的 NASA-SRI 团队的授权，于 1995 年创办了 Intuitive Surgical Inc. ® 公司。1999 年 1 月，该公司推出了达·芬奇手术系统，2000 年，达·芬奇手术系统成为首款被 FDA 认可、并能用于一般腹腔镜手术的机器人手术系统。在接下来的几年中，

FDA 又认可了达·芬奇手术系统用于胸部手术、心脏手术、泌尿外科手术、妇科手术、儿科和耳鼻喉科手术。2003 年 6 月，Intuitive Surgical Inc.®

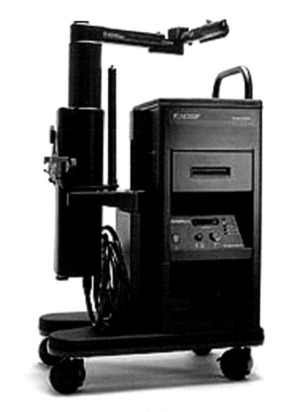

图 1-1　AESOP 机器人手术系统

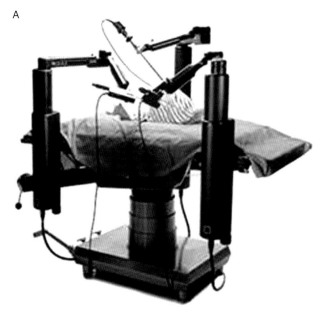

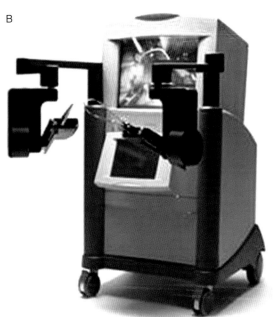

图 1-2　ZEUS 机器人手术系统

与 Computer Motion, Inc.® 公司合并 [13]。

达·芬奇手术系统包括 3 个部分：①手术控制台；②床旁机械臂系统；③成像系统（图 1-3 至图 1-5）。该系统具有以下优点：三维可视化，术者可以自主控制的机械臂及三维镜头。它使得外科医生能够进行直接、实时的内镜和器械移动，并允许外科医生在内镜手术中使用开放手术的技术。

达·芬奇机器人手术过程中，外科医生远离患者，使得外科医生可以舒适地坐着，降低了手术的劳动强度（图 1-6），手臂的放置也更加符合人体工程学。同时通过观测窗将自己沉浸在三维的高清晰度视频图像中。外科医生通过使用主控制器来控制微创器械。同时，心电图、氧饱和度和心脏超声等信号可以通过在手术野的立体观察器来监测（图 1-7）。此外，各种信息都可以用图标和文本的形式在立体观察器上进行显

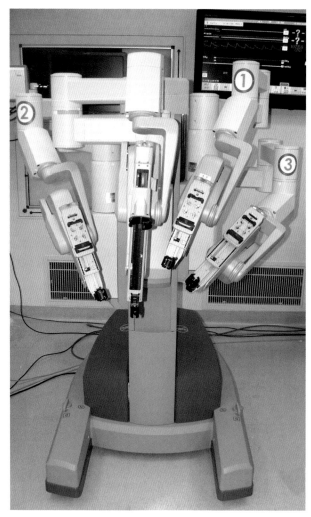

图 1-4　床旁机械臂车

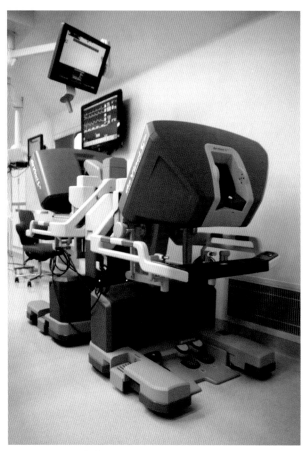

图 1-3　达·芬奇机器人手术系统的双控制台

示，这些使得外科医生能够专心监视微创器械的状态，而不需要将头部从控制台上移开。

术者利用控制手柄控制机械臂和镜头。脚踏开关由仪器离合器、照相机控制离合器、照相机聚焦和电灼控制器组成。左右扶手上的扶手开关用于控制机械臂的运动和缩放。在新一代的达·芬奇机器人手术系统中，上述功能被触摸屏面板所取代（图 1-8、图 1-9）。

手腕和手指的移动被记录在计算机存储器中，然后传送到床旁机械臂车，那里的同步终端执行器或微创器械可实现 7 个自由度的无颤动运动（图 1-10）。第一代达·芬奇机器人手术系统拥有 3 个床旁机械臂，而在最新型号（达·芬奇 S 和达·芬奇 Si®）中拥有 4 个机械臂（图 1-11），

其中一只机械臂搭载双孔 5 mm 直径镜头照相机用于呈现三维图像，另外 2 个或 3 个机械臂用于搭载微创器械臂，旨在为外科医生提供自然灵活度和全方位运动。

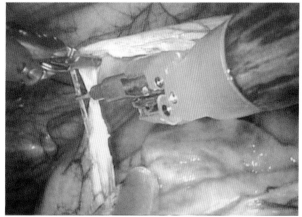

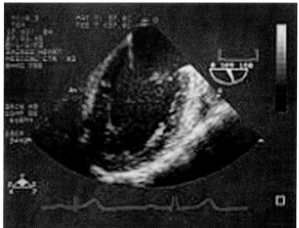

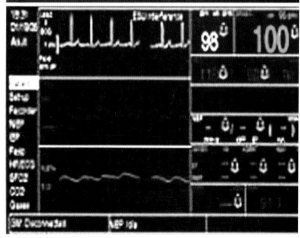

图 1-7　手术过程中，其他医学信息显示于立体观察器

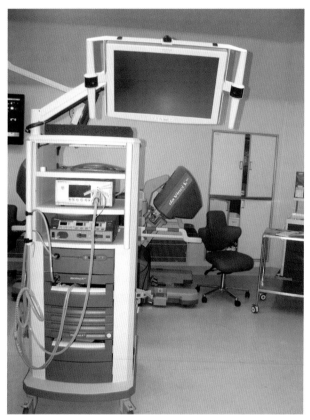

图 1-5　视频系统

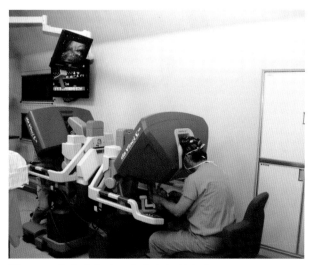

图 1-6　术者手术过程中坐在控制台前

手术过程中，床旁机械臂被移动到手术区，并被放置在患者身上。机械臂的设计就像人的手臂、肩膀、肘部和手腕。而手术微创器械被连接到机器人机械臂的支架上。支架使手术器械能够进出于机械臂尖端的套管。该套管作为进入患者体内的端口，可承载手术器械。床旁机械臂通过

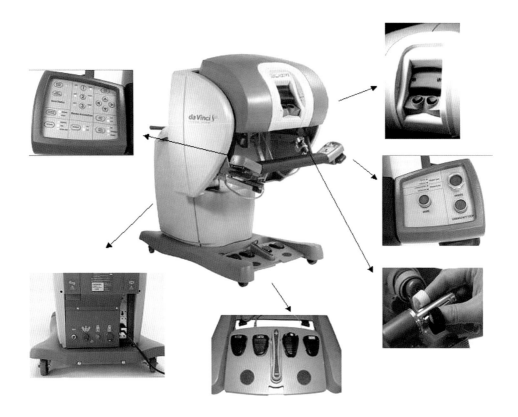

图 1-8　达·芬奇机器人手术系统的控制台及组件

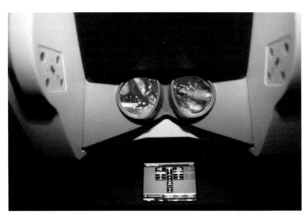

图 1-9　达·芬奇系统中的触摸屏

电缆连接到外科医生控制台。

　　成像系统由左眼摄像机控制单元、右眼摄像机控制单元、光源、视频同步器和对焦控制器、辅助监视器，以及用于外科手术的各种记录和注入设备组成。

　　达·芬奇手术系统使外科医生具有更好的视野、精度、灵巧性和控制能力。通过几个微小的切口就可进行精细和复杂的操作。

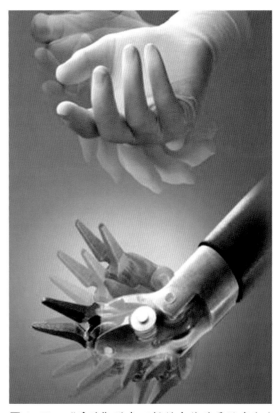

图 1-10　"手腕"设备可提供自然的灵活度和全方位的运动

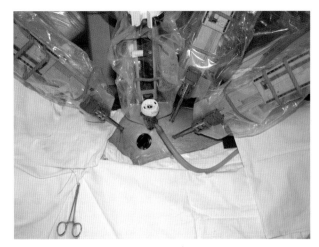

图 1-11　具有 4 个臂的达·芬奇系统

1.4　手术室配置和系统设置

达·芬奇手术系统由 3 个主要组件组成：手术控制台、床旁机械臂和成像系统。各组件在手术室应合理布置，以获得最大的安全性和人体工程学效益（图 1-12）。

手术控制台位于无菌区域之外，面向手术控制台的术者可以看到手术区域影像（图 1-12）。在床旁机械臂移动到手术区域之前应先予以无菌机械臂套覆盖。覆盖后的机械臂应覆盖一层额外

的无菌单（图 1-13），以防止与非无菌物体接触或妨碍手术人员的来往活动。一旦机械臂被妥善覆盖、患者摆好体位、铺单消毒完毕及各端口连接完毕后，即可使用机械臂的电机驱动器将机械臂移动到无菌区域。成像系统放置在床旁机械臂附近，位于无菌手术区域外，以便使床旁助手能够及时掌握相关信息（图 1-14）。

达·芬奇手术系统的组件通过 3 条主电缆连接，并可以通过直径和颜色将 3 根电缆区分开来。应将电缆布置在人员及设备的活动路径之外，以避免损坏电缆或因产生障碍物导致危险。通常情况下，一名洗手护士和一名巡回护士负责覆盖机械臂。机械臂应当系统地被覆盖，使机械臂有足够的活动度。通过使用离合器按钮，巡回护士应活动每个伸直的机械臂，为后续机械臂的活动准备出足够的空间。一旦机械臂被覆盖，洗手护士应将已覆盖的机械臂与其他还未进行铺单覆盖的机械臂分开，并准备覆盖下一个机械臂。

此外，术前管理对机器人心脏手术的成功也至关重要。患者应先于达·芬奇手术系统到位前摆放好位置。操作台也应当在床旁机械臂到位之前放置完毕。对于机器人辅助心脏手术，有两个

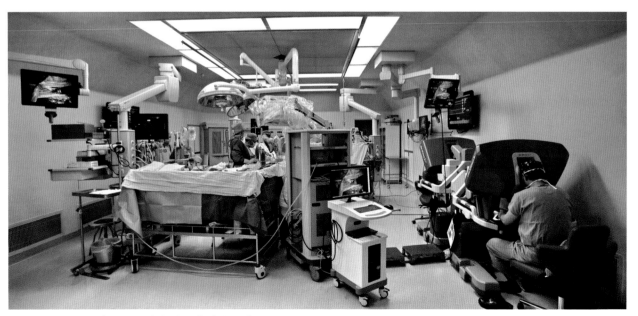

图 1-12　达·芬奇机器人手术系统在手术室中的配置

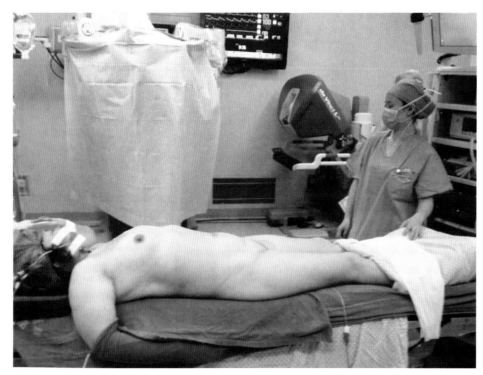

图 1-13 床旁机械臂车覆盖无菌单防止污染

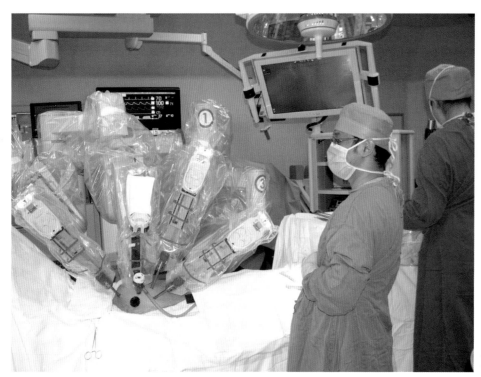

图 1-14 术中视频系统和床旁机械臂临近安放,以方便床旁助手操作

相反的手术入路——左侧与右侧胸壁（图 1-15、图 1-16）。患者手术入路侧胸壁抬高约 30°，同侧手臂折叠在侧面并铺单遮盖。胸壁上合适的打孔位置是机器人手术成功的关键。合适的打孔位置可以避免机械臂之间的碰撞，并使微创器械和内镜的活动范围尽量大。应在充分考虑手术进程、特定解剖特点的基础上选择切口位置。

右侧胸壁打孔位置：通过在第 4 肋间隙、乳头外侧 2~3cm 处的切口将 12mm 内镜套管放置在右胸腔中；位于同一肋间隙，内镜孔下方 2cm 处开直径为 2 cm 的切口可作为工作口；另外在

右侧胸壁第 2 和第 6 肋间隙中切 0.8 cm 切口并分别插入左右机械臂；第四臂套管放置在第 4 或第 5 肋间隙的锁骨中线（图 1-17）。

左侧胸壁打孔位置：3 个套管被放置在位于锁骨中线外侧约 3 cm 处的第 3、第 5 和第 7 肋间隙（图 1-18）。

对接是将床旁机械臂移动到手术床旁，并将机械臂连接到患者的过程。一旦器械插入完毕，机械臂会马上移动到无菌术区（图 1-19）。对接床旁机械臂系统时，小组成员间的沟通至关重要。使用机械臂或摄像头端口离合器按钮将插管插入套管上。如果单侧有两个机械臂，一定要确保最靠近摄像机臂的仪器臂具有足够的运动范围，同时避免发生碰撞（图 1-20）。

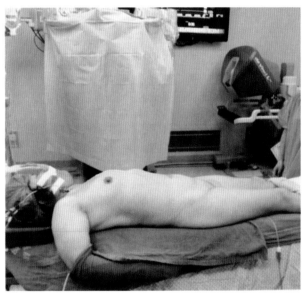

图 1-15　右侧手术入路体位，右上肢半悬固定，右侧胸壁抬高 30°

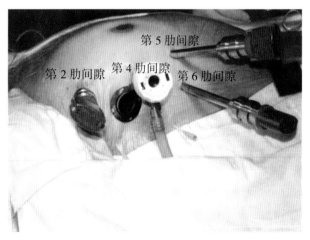

图 1-17　右侧入路推荐的工作孔位置

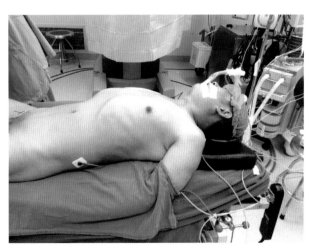

图 1-16　左侧入路手术体位，左侧胸壁抬高 30°

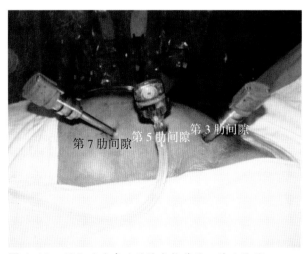

图 1-18　冠状动脉旁路移植术推荐的工作孔位置

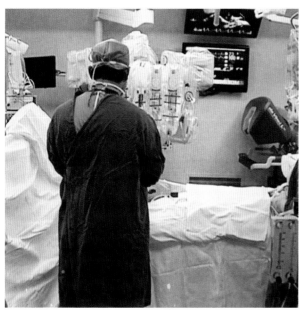

图1-19　床旁机械臂车推至患者身旁

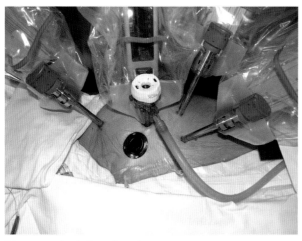

图1-20　机械臂及镜头臂摆放位置

1.5　机器人心脏手术

心脏手术通常采用经正中胸骨切开路径，以充分地暴露术野及方便外科医生更好地在心脏和周围血管上操作。自从将微创手术的概念引入心血管外科手术后，外科医生便开始热衷于发展侵入性低且在可及性和灵巧性方面不受任何影响的手术方式，从而使心脏外科手术发生根本转变。随着机器人手术系统的应用，外科医生能够在有限的空间内提高操作灵巧性并可进行更精确的缝合。迄今为止，已经成功地完成了二尖瓣成形和置换术、冠状动脉旁路移植术、房颤手术、左心室电极植入术、心脏内肿瘤切除术，以及先天性心脏病手术等。

1.5.1　机器人二尖瓣手术

1998年5月7日，Carpentier使用达·芬奇的原型机进行了第一次真正意义上的二尖瓣成形术[14]。继此项开创性的工作之后，人们又进行了一系列完全的机器人心血管外科手术，也宣示了这项有可能在未来革命性颠覆心血管手术的关键性创新。

2002年5月，Chitwood使用达·芬奇系统完成了北美第一例全内镜二尖瓣成形术，由此促使美国FDA进行了第一阶段[15]和第二阶段[16]的初步尝试试验，并于同年11月批准了达·芬奇系统用于二尖瓣手术。在特定医疗中心，机器人二尖瓣成形术已成为标准术式。外科医生可以使用传统的二尖瓣成形技术，例如四边形瓣叶切除术、滑动成形术、"缘对缘"成形术、腱索转移术、人工腱索置入术、瓣环缩小术和瓣环置入术。经胸主动脉使用的Chitwood阻断钳（Scanlan International，Minneapolis，Minnesota，USA）可用于阻断升主动脉血流，以替代主动脉内球囊阻断，可以降低术后死亡率，减少总手术时间、阻断时间和手术成本[17]，并降低术中主动脉夹层发生率[18]。由四臂达·芬奇手术系统操控的心房牵开器可以动态显露瓣膜结构并最大限度减少主动脉瓣膜变形，最终能更有效地进行心脏停搏液顺行灌注并减少主动脉根部空气的进入[19]。此外，更简单的成形技术，如"美式二尖瓣成形"[20]、"后叶切除成形术"[21]、人工腱索置入[22]、连续缝合成形术[23]等有助于复杂的成形操作，使得手术时间更短、效果更好。由于技术的不断改进，可能会有更多更好且重复性好的技术出现。

1.5.2　机器人冠状动脉旁路移植术

达·芬奇系统于 1998 年 5 月由 Mohr 首次应用于冠状动脉的外科手术，他通过左胸廓小切口游离左胸廓内动脉作为桥血管进行吻合[24]。迄今为止，机器人辅助冠状动脉旁路移植术包括内镜下游离胸廓内动脉后的人工吻合靶血管 [肋间小切口微创冠状动脉旁路移植术（minimally invasive direct coronary artery bypass, MIDCAB）]，以及全机器人冠状动脉旁路移植术（totally endoscopic coronary bypass, TECAB）。1998 年，Loulmet 等首先报道了他们完成的第一例全机器人左胸廓内动脉至左前降支的冠状动脉旁路移植术[25]。因为大多数需行冠状动脉旁路移植术的患者都存在多血管病变，因此发展多血管的机器人冠状动脉旁路移植术迫在眉睫。在患者需求的推动下，现已从单根血管的左胸廓内动脉吻合至左前降支冠状动脉旁路移植术，发展到目前的在心脏不停搏下 4 支血管的全机器人冠状动脉旁路移植术[26] 和心脏停搏下的 3 支血管的全机器人冠状动脉旁路移植术[27]。多血管重建桥血管的组合可以包括单支、序贯、"T"或"Y"移植物，通常基于 1 根或 2 根胸廓内动脉[28]，并且可以与经皮冠状动脉介入治疗相结合，称为机器人冠状动脉旁路移植联合支架置入的杂交手术。除了不断推进的血管吻合技术，新型缝合技术，如被称为"U"形夹的自封闭镍钛合金血管夹（Coalescent Surgical, Sunnydale, CA, USA）、机器人内镜稳定器（Intuitive Surgical, USA）和靶标血管识别系统也同样促进了全机器人冠状动脉旁路移植术的发展。

1.5.3　机器人先天性心脏病手术

全机器人的不开胸先天性心脏病手术通过右侧胸壁上的数个 8~15 mm 微切口即可实现，这得益于快速发展的机器人技术。Torracca 等率先报道了在欧洲进行的小群体患者的机器人房间隔缺损修补术[29]。2003 年，Argenziano 等证明能够进行安全有效的全机器人房间隔缺损修补术，而冠状动脉阻断血流时间平均仅为 32 min[30]，随后机器人房间隔缺损修补术获得了美国 FDA 的批准。虽然动脉导管未闭和血管环成形治疗也已经在机器人手术系统上获得成功[31]，但房间隔缺损修补仍然是最常见的全机器人先天性心脏病手术。截至 2012 年 6 月，作者所在团队已完成了 130 例继发孔型房间隔缺损修补术，其中 76 例是在心脏不停搏条件下完成的。除了心脏不停搏条件下的房间隔缺损修补术[32]，作者还进一步发展出其他的机器人先天性心脏病外科手术，如心脏不停搏条件下的房间隔缺损修补加三尖瓣成形术、部分肺静脉异位连接矫治、室间隔缺损修补[33]，以及原发性房间隔缺损修补术等。临床实践已经证明了机器人先天性心脏病手术的可行性和有效性，其理想的结果也将激励更多的团队将这种技术扩展到更复杂的先天性心脏病中。

1.5.4　机器人心脏内肿瘤切除术

心脏内的肿瘤通常需要通过手术切除的方式积极治疗，以预防血栓栓塞并发症，尽管这些肿瘤不常见且多为良性。切除可以通过左心房切开或右心房切开进行，如果需要，也可采用跨房间隔方法，应用自体心包补片可修补切除后的间隔缺损。作者及其同事报道了目前最大的一组机器人心房黏液瘤切除术。所有患者的切除术都很成功，无一例发生术后死亡或卒中。随访超声心动图亦显示无肿瘤复发或继发房间隔缺损[34]。类似的，Woo 等报道了成功切除主动脉瓣乳头状纤维母细胞瘤的病例[35]。

1.5.5　心房颤动手术

各种能源已经被引入来简化传统的"切割缝合"法，以便开发侵入性较小的房颤治疗方法。机器人辅助下房颤消融术，可实现病灶可视化，从而降低手术失败和出血的风险。Rodriguez E 等描述了机器人辅助下房颤射频消融的结果，并在 2009 年报道了他们的冷冻治疗组结果[36]。

1.5.6　左心室心外膜电极植入

左心室电极植入术通常是经皮冠状静脉窦插管进行，将电极送入主要心脏静脉。这种技术受冠状静脉窦解剖学限制。DeRose 等的早期报道显示了机器人辅助下左心室电极植入的功效，无一例发生并发症或技术故障[37]。虽然更多的类似手术已经被报道[38]，但是将微创术式与常规静脉植入法的随机比较研究还在进行中。

1.5.7　主动脉瓣手术

机器人主动脉瓣手术的经验仅限于几例病例报道[39]，而且手术中只有区区几个步骤是机器人辅助完成的。2010 年 3 月，Balkhy H 报道了第一例机器人辅助内镜主动脉瓣置换术[40]。而此手术的可重复性仍需更多的临床试验来证实。

1.6　总结与展望

机器人手术是一项极具发展前景的先进技术。随着微创手术系统发展的迭代，机器人可以帮助外科医生操作复杂的心脏外科手术，而不仅限于有限的病种中。

机器人手术与传统的开放手术相比，在缩短住院时间、降低并发症发生率、减轻术后疼痛、改善美容效果、恢复正常生活等方面，均显示出无可置疑的优势。此外，机器人手术系统克服了胸腔镜手术的诸多障碍，这得益于它们可以通过高清晰度、高深度感知和 10 倍放大的三维视野来提高可视性，消除了支点效应，同时恢复了更直观的手眼协调。机器人手术通过消除生理震颤和缩放运动来提高稳定性，而且，机器人手术具有更加稳定而持久的优秀人体工程学设计。

类似于胸腔镜技术，机器人系统尚不可用于所有的心脏手术中。禁忌证如下：存在异常胸部解剖或心脏异位的情况，此时手术最佳入路偶尔会变得困难；继发于胸廓切开术或胸膜炎的严重胸膜粘连患者，机器人手术时具有较高的损伤可能；患有严重外周动脉疾病的患者不适合进行经股动脉建立体外循环。此外，吹入 CO_2 产生的气胸可导致血流动力学不稳定，因此，心功能差和对高胸腔内压耐受性差的患者可能不是理想的机器人手术的候选者。

机器人手术系统在不断变革中，价格动辄几百万美元，其成本似乎令人望而生畏，更不用说维护和升级的成本。因此，尽管手术量正在扩大，但机器人心脏手术还仅限于某些医疗中心，由触觉及感觉缺失导致的触觉反馈的丧失会在操作过程中损伤组织。缺乏更好的可进行牵拉、暴露和显露的器械增加了对手术台边助手完成某些环节（如打结、牵拉、更换器械等）的依赖性。

在市场和患者需求的驱动下，越来越多的中心争相获得并引进这一技术，虽然相当多的中心目前还缺乏实践经验。对于这些中心，在投入"机器人潮流"之前，进行严格和客观的评估是非常必要的，因为手术机器人是保证心血管外科手术成功的诸多工具之一。

到目前为止，关于长期随访研究的数据很少，因此迫切需要这些数据来确定机器人技术是否可以成为心血管外科手术的新标准。可见，完全发挥机器人心脏手术的潜力，任重而道远。然而，当前的缺陷和障碍无疑将会随着时间和技术的改进而得到克服。

机器人手术学的出现和发展体现了医学科学技术的人文进化，并通常被认为是微创手术的自然和逻辑演进的一部分。我们仅仅处在医学发展历程的一个节点上，机器人技术及其他手术技术亦是如此，如果一定要找出能限制机器人心脏手术未来发展的因素，那只能是我们的想象力。

（杨　明　高长青　译）

参考文献

[1] Vernick W, Atluri P. Robotic and minimally invasive cardiac surgery. Anesthesiol Clin, 2013, 31(2):299-320.

[2] Reynolds W Jr. The first laparoscopic cholecystectomy. JSLS, 2001, 5(1):89-94.

[3] Mouret P. Celioscopic surgery. Evolution or revolution. Chirurgie, 1990, 116(10):829-832.

[4] Cuschieri A, Dubois F, Mouiel J, et al. The European experience with laparoscopic cholecystectomy. Am J Surg, 1991, 161(3):385-387.

[5] Delaitre B, Testas P, Dubois F. Complications of cholecystectomy by laparoscopic approach. Apropos of 6512 cases. Chirurgie, 1992, 118(1-2):92-99.

[6] Nocks L. The robot: the life story of a technology. Westport: Greenwood Press, 2007.

[7] Kwoh YS, Hou J, Jonckheere EA, et al. A robot with improved absolute positioning accuracy for CT guided stereotactic brain surgery. IEEE Trans. Biomed Eng, 1988, 35(2):153-161.

[8] Davies BL, Hibberd RD, Coptcoat MJ, et al. A surgeon robot prostatectomy—a laboratory evaluation. J Med Eng Technol, 1989, 13(6):273-277.

[9] Cowley G. Introducing ''Robodoc''. A robot finds his calling—in the operating room. Newsweek, 1992, 120(21):86.

[10] Satava RM. Surgical robotics: the early chronicles: a personal historical perspective. Surg Laparosc Endosc Percutan Tech, 2002, 12:6-16.

[11] Marescaux J, Rubino F. The ZEUS robotic system: experimental and clinical applications. Surg Clin North Am, 2003, 83(6):1305-1315.

[12] Satava RM. Robotic surgery: from past to future—a personal journey. Surg Clin North Am, 2003, 83(6):1491-1500.

[13] Kypson AP, Chitwood WR. Robotic application in cardiac surgery. International J of Advanced Robotic System, 2013, 1(2):87-92.

[14] Carpentier A, Loulmet D, Aupecle B, et al. Computer assisted open heart surgery. First case operated on with success. C R Acad Sci III, 1998, 321(5):437-442.

[15] Nifong LW, Chu VF, Bailey BM, et al. Robotic mitral valve repair: experience with the da Vinci system. Ann Thorac Surg, 2003, 75:438-442; discussion 43.

[16] Nifong LW, Chitwood WR, Pappas PS, et al. Robotic mitral valve surgery: a United States multicenter trial. J Thorac Cardiovasc Surg, 2005, 129:1395-1404.

[17] Reichenspurner H, Detter C, Deuse T, et al. Video and robotic-assisted minimally invasive mitral valve surgery: a comparison of the Port-Access and transthoracic clamp techniques. Ann Thorac Surg, 2005, 79:485-490.

[18] Jones B, Krueger S, Howell D, et al. Robotic mitral valve repair: a community hospital experience. Tex Heart Inst J, 2005, 32:143–146.

[19] Smith JM, Stein H, Engel AM, et al. Totally endoscopic mitral valve repair using a robotic-controlled atrial retractor. Ann Thorac Surg, 2007, 84:633-637.

[20] Lawrie G. Mitral valve: toward complete repairability. Surg Technol Int, 2006, 15:189-197.

[21] Chu M, Gersch K, Rodriguez E, et al. Robotic 'haircut' mitral valve repair:posterior leaflet-plasty. Ann Thorac Surg, 2008, 85:1460-1462.

[22] Smith JM, Stein H. Endoscopic placement of multiple artificial chordae with robotic assistance and nitinol clip fixation. J Thorac Cardiovasc Surg, 2008, 135:610-614.

[23] Mihaljevic T, Jarrett CM, Gillinov AM, et al. A novel running annuloplasty suture technique for robotically assisted mitral valve repair. J Thorac Cardiovasc Surg, 2010, 139:1343-1344.

[24] Mohr FW, Falk V, Diegeler A, et al. Computer-enhanced coronary artery bypass surgery. J Thorac Cardiovasc Surg, 1999, 117:1212–1215.

[25] Loulmet D, Carpentier A, d'Attellis N, et al. Endoscopic coronary artery bypass grafting with the aid of robotic assisted instruments. J Thorac Cardiovasc Surg, 1999, 118:4-10.

[26] Srivastava S, Gadasalli S, Agusala M, et al. Beating heart totally endoscopic coronary artery bypass. Ann Thorac Surg, 2010, 89:1873-1880.

[27] Bonatti J, Schachner T, Wiedemann D, et al. Factors-influencing blood transfusion requirements in robotic totally endoscopic coronary artery bypass grafting on the arrested heart. Eur J Cardiothorac Surg, 2011, 39:262-267.

[28] Eric JL, Rodriguez E, Chitwood WR. Robotic cardiac surgery. Current Opinion in Anaesthesiology 2011; 24(1):77-85.

[29] Torracca L, Ismeno G, Alfieri O. Totally endoscopic computer-enhanced atrial septal defect closure in six patients. Ann Thorac Surg, 2001, 72:1354-1357.

[30] Argenziano M, Oz MC, Kohmoto T, et al. Totally endoscopic atrial septal defect repair with robotic assistance. Circulation, 2003, 108 (Suppl 1):II191–II194.

[31] Suematsu Y, Mora B, Mihaljevic T, et al. Totally endoscopic robotic-assisted repair of patent ductus arteriosus and vascular ring in children. Ann Thorac Surg, 2005, 80:2309-2313.

[32] Gao C, Yang M, Wang G, et al. Total endoscopic robotic atrial septal defect repair on the beating heart. Heart Surg Forum, 2010, 13:E155-E158.

[33] Gao C, Yang M, Wang G, et al. Totally endoscopic robotic ventricular septal defect repair. Innovations, 2010, 5(4): 278-280.

[34] Gao C, Yang M, Wang G, et al. Excision of atrial myxoma using robotic technology. J Thorac Cardiovasc Surg, 2010, 139:1282-1285.

[35] Woo Y, Grand T, Weiss S. Robotic resection of an aortic valve papillary fibroelastoma. Ann Thorac Surg, 2005, 80:1100-1102.

[36] Lehr EJ, Rodriguez E, Chitwood WR. Robotic cardiac surgery, Curr Opin Anaesthesiol, 2011, 24(1):77-85.

[37] Derose JJ, Jr, Belsley S, Swistel DG, et al. Robotically assisted left ventricular epicardial lead implantation for biventricular pacing: the posterior approach. Ann Thorac Surg, 2004, 77(4): 1472-1474.

[38] Navia JL, Atik FA, Grimm RA, et al. Minimally invasive left ventricular epicardial lead placement: surgical techniques for heart failure resynchronization therapy. Ann Thorac Surg, 2005, 79(5):1536-1544.

[39] Folliguet T, Vanhuyse F, Konstantinos Z, et al. Early experience with robotic aortic valve replacement. Eur J Cardiothorac Surg, 2005, 28:172-173.

[40] Suri RM, Burkhart HM, Schaff HV. Robot-assisted aortic valve replacement using a novel sutureless bovine pericardial prosthesis: proof of concept as an alternative to percutaneous implantation. Innovations(Phila), 2010, 5(6):419-423.

第 2 章

机器人心脏手术的麻醉
Anesthesia for Robotic Cardiac Surgery

Gang Wang   Changqing Gao

▶ 摘 要

　　无论从麻醉涉及的技术内容还是从学习曲线来讲，机器人心脏手术均给麻醉带来了前所未有的挑战。机器人心脏手术麻醉最主要的问题是单肺通气和 CO_2 气胸对呼吸和血流动力学的影响，其中包括胸腔压力增大引起的心排出量下降和肺血管阻力增大，以及 CO_2 吸收产生的影响，这种生理病理变化受患者的年龄、呼吸功能、心功能和麻醉药物的多重影响。此外，外周体外循环的建立和经食管超声心动图的常规采用也是机器人心脏手术的特征，一些特殊导管的置入和应用需要麻醉医生掌握相关的技术和知识。毫无疑问，机器人心脏手术的麻醉堪称最复杂、最具技术含量的麻醉。本章将总结机器人心脏手术麻醉的策略和临床经验。

2.1 概 述

　　达·芬奇手术系统（da Vinci Surgical System）问世 10 多年来，在外科领域的应用越来越广泛，也引起越来越多的外科医生的重视和兴趣。其间，达·芬奇手术系统也在进行不断的改进，以往腔镜技术存在的技术困难和局限性被不断克服。对于患者来讲，达·芬奇手术系统能够提供微创手术的所有优点，除了切口小、瘢痕小，还能降低感染的风险，减轻疼痛和创伤，减少出血，缩短住院时间和尽快恢复[1]。到目前为止，国内已经使用的达·芬奇手术系统超过 60 台，

G. Wang, MD • C. Gao, MD (✉)
Department of Cardiovascular Surgery, PLA General Hospital,
No.28 Fuxing Road, Beijing 100853, People's Republic of China
e-mail: gaochq301@yahoo.com

C. Gao (ed.), *Robotic Cardiac Surgery*,
DOI 10.1007/978-94-007-7660-9_2, © Springer Science+Business
Media Dordrecht 2014

相关的研究报道日渐增多。国内开展机器人心脏手术最多的是解放军总医院，目前已完成各式心脏手术 800 余例，是国际上开展机器人心脏手术种类最多的中心。虽然其麻醉技术已经相对成熟，但对于刚开展或即将开展机器人心脏手术的单位来讲，麻醉对于该项技术的开展具有重要影响。

　　要保持与机器人心脏手术技术快速进步相匹配的麻醉技术水平，很重要的就是在精通常规心脏麻醉和胸科麻醉的基础上，熟知机器人心脏手术的技术特征、不同手术对病例的选择、对麻醉技术和监测手段的要求，以及可能存在的困难和可能发生的并发症等，以保证患者的安全和手术的成功。从机器人心脏手术最初期的探索开始，人们就认识到她给心脏外科医生和心脏麻醉医生带来的新挑战[2-3]，这也是机器人心脏手术在全球的推广开展比其他外科专业缓慢的原因之一。比如，心脏不停搏下

全机器人冠状动脉旁路移植手术（TECAB）目前在全球只有少数中心能够开展。机器人心脏手术麻醉最主要的问题是解决单肺通气（one-lung ventilation, OLV）和 CO_2 气胸对呼吸和血流动力学的影响，其中包括胸腔压力增大引起的心排出量下降和肺血管阻力增大，以及 CO_2 吸收产生的影响[4]。这些影响还会受到患者年龄、不良的心肺功能和麻醉药物等因素的影响[5-7]。术中缺氧及血压、心率剧烈波动的防范和处理比常规心脏手术麻醉更困难。此外，外周体外循环的建立和经食管超声心动图（transesophageal echocardiography, TEE）的常规采用也是机器人心脏手术的特征，一些特殊导管的置入和应用需要麻醉医生掌握相关的技术和知识[8]。

目前已经开展的机器人心脏手术包括：

· 全机器人冠状动脉旁路移植术、肋间小切口微创冠状动脉旁路移植术（MIDCAB）、杂交手术（冠状动脉旁路移植术和支架植入）。

· 全机器人房间隔或室间隔修补术。

· 全机器人二尖瓣成形或置换术。

· 其他心脏手术：三尖瓣成形术、心房内肿瘤切除术等。

· 房颤射频消融术、左心室起搏电极植入术。

2.2　术前访视

机器人心脏手术术前访视患者的目的与常规心脏手术相同，即充分了解患者术前状况和手术方案，以便制订恰当的麻醉计划，减少麻醉和手术的风险，保障患者围手术期安全。与常规手术不同的是，由于患者需要双腔气管插管和单肺通气，术前访视要注意检查患者的插管条件，评估是否存在困难气道问题，确定气管导管的类型和型号，以及麻醉诱导的方法和诱导中可能出现的不利情况。术前应进行肺功能检查、动脉血气分析、胸部 X 线拍片和 CT，评估患者对单肺通气的耐受能力和术中发生缺氧的可能性。即使术前

检查很完备，但对于一些术前检查不正常的患者，即所谓的"边缘"病例，也很难用一个标准进行纳入或排除。除了肺功能评估，我们往往要根据患者的年龄、心脏功能、日常活动能力、吸烟史、体型，甚至职业经历等进行综合评估。麻醉医生在不断经历不同种类的手术和患者之后，逐渐会形成自己经验性的评估方法，但基本原则是永远以患者的安全为首要考虑。

术前患者使用的药物，有些需要持续到手术当日，如治疗高血压的药物、治疗心肌缺血的药物等。但有的药物在手术当日应停用，如胰岛素和其他口服降糖药。除非一些特殊情况，否则抗血小板药物阿司匹林或氯吡格雷应在术前停用 5~7 d[9-10]。术前电解质如钾、钙、镁等应保持在正常水平。

2.3　病例选择

机器人心脏手术的病例选择很重要，特别是在开展这项工作的初期阶段。从麻醉角度讲，病例选择要综合考虑以下几个方面，包括年龄、性别、体态特征、手术种类、气管插管条件、心肺功能等。常规心脏手术的禁忌证在机器人心脏手术中均适用。此外，还要考虑双腔气管插管对插管条件的要求；单肺通气和 CO_2 气胸的生理干扰，如血流动力学、气体交换、通气/血流比例失调等对麻醉管理的要求和影响；以及 TEE 心功能检查的应用。在多数情况下应选择美国麻醉师协会（ASA）病情分级 Ⅰ～Ⅱ 级的患者，对于"不理想"的病例，麻醉医生要根据自己的能力和经验进行评判。毕竟在机器人手术过程中出现与手术或麻醉相关的问题，需要紧急撤离机器人后开胸处理，或者在机器人非体外循环手术中紧急转为体外循环，这样的情况会非常窘迫。

有严重慢性阻塞性肺疾病（chronic obstructive pulmonary disease, COPD）、哮喘、肺大疱的病例通常不能耐受单肺通气和 CO_2 气

胸，容易出现缺氧、高碳酸血症及肺气压伤。有人提出，对于肺功能很差的病例，比如有高碳酸血症（$PaCO_2$>50 mmHg）和低氧血症（室内空气下 PaO_2 <65 mmHg）、左心室射血分数（left ventricular ejection fraction, LVEF）<40%，以及严重的胸膜粘连或心包粘连等均应排除[11]。对于机器人二尖瓣手术，更要重视心功能状况，因为长期患病，手术中会因为单肺通气和 CO_2 气胸及体外循环的影响，导致中重度心功能异常和重度肺动脉高压。Mishra 等 [12] 建议的全机器人冠状动脉旁路移植术排除标准是：有严重肺功能不全的患者，需要同时行其他心脏手术的患者，LVEF < 30% 的患者，以及有明确外周血管疾病影响建立外周体外循环的患者；其他的术前排除标准包括体重指数 >35.0 kg/m^2、充血性心力衰竭（NYHA Ⅲ～Ⅳ级）、急性肺水肿、凝血功能障碍、急性心肌梗死后 30d 内等 [12]。

对于 COPD 患者，术前可以通过使用支气管扩张剂、激素和物理治疗改善肺功能，Buggeskov 等 [13] 发现这种患者容易受到体外循环引发的低氧血症和全身炎症反应的影响。吸烟者术前应戒烟至少 2 周，有报道称，与非吸烟者相比，严重吸烟者在单肺通气时会出现更严重的动脉氧分压下降 [14]。由于机器人心脏手术的开展仍较局限，随着这项技术的普及，关于该手术的病例选择，会有更多的麻醉医生提出更详细的标准。

2.4　单肺通气和 CO_2 气胸

进行单肺通气最简单的方法就是采用双腔气管插管，如 Robertshaw、Carlens、White、Bryce-Smith 管等。左侧 Robertshaw 管应用最广泛。双腔气管插管的优点是可以给任何一侧肺进行吸痰或行连续气道正压（continuous positive airway pressure, CPAP）通气。另外还可以使用支气管阻断的单腔气管插管（Univent 管或 Fogarty 管），

通过充盈气囊阻断非通气侧肺达到单肺通气的效果。

为保证单肺通气的成功，气管插管的位置一定要准确恰当，最有效的措施是行纤维支气管镜检查（图 2-1）。通气过程中要持续观察气道压力和气道 CO_2 波形变化，以便及时发现导管移位。

单肺通气在胸壁肋间插入器械前即可开始，在单肺通气和 CO_2 气胸过程中呼吸功能会有相应的变化。第一，患者麻醉后在侧卧位行双侧肺通气的情况下，通气 / 血流关系会有改变。由于重力作用，血流会优先分布到肺的依赖区域，这有利于通气 / 血流比值的维持；然而，全麻、肌肉松弛和机械通气会促使通气 / 血流比值失调。第二，CO_2 气胸产生的胸腔内正压限制肺扩张，降低了肺顺应性、功能残气量和潮气量。单肺通气时在非通气侧肺发生的血液分流（相当于右向左分流）会进一步损害呼吸功能 [5, 15-16]。第三，在单肺通气和 CO_2 气胸情况下会发生高碳酸血症，这是由于一方面胸膜摄取 CO_2，同时产生对肺实质的压迫，降低潮气量、功能残气量、肺容量和肺顺应性 [6, 17-18]。也正因为如此，患者有时会发生缺氧。发生缺氧时，除了适当增加通气量，也可以考虑应用呼气末正压（positive end

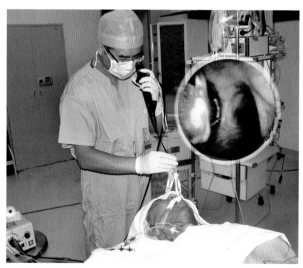

图 2-1　用纤维支气管镜检查双腔支气管导管的位置

expiratory pressure, PEEP），这有助于预防小气道闭合。通常 5 cmH$_2$O 即可，不至于过分增加气道峰压。事实上，如果呼气末正压过大，会驱使肺血流入非通气侧肺而增加分流，从而加重缺氧。

如果发生严重缺氧或气道压显著升高，首先要立即用纤维支气管镜检查气管导管位置是否正确。给予非通气侧肺连续气道正压（5~10 cmH$_2$O，5 L/min）有助于减少分流，驱使血液流向通气侧肺从而改善氧合（图 2-2）。必要时改为临时性双肺通气是可行的。减少非通气侧肺内分流的药物有阿米三嗪 [almitrine，剂量为前 10 min 12 μg/（kg·min），随后改为 4 μg/（kg·min）][19] 和吸入氧化亚氮来增强缺氧性肺血管收缩（hypoxic pulmonary vasoconstriction, HPV）作用[20]。高频喷射通气也可用来保持单肺通气的氧合，同时保持非通气侧肺的静止，从而有利于手术操作[21]。

近来，允许性高碳酸血症（permissive hypercapnia）的概念越来越被临床医生所接受。在减少了潮气量和每分通气量情况下容忍 CO$_2$ 分压适度增加，以防止肺泡过度膨胀或破裂[22-23]。气道压过高会增加通气侧肺的肺血管阻力并增加非通气肺的血流。所以，要通过仔细调整潮气量、呼吸频率和呼气末 CO$_2$ 分压（P$_{ET}$CO$_2$）防止气道压过高[17,23-26]。

在单肺通气时，非通气侧肺的血液分流会使动脉血氧合明显降低。所以在单肺通气和 CO$_2$ 气胸过程中有必要保持较高的吸入氧浓度。缺氧性肺血管收缩作为一种生理防御机制可以减少通气不足区域的血流，在单肺通气时有利于保持氧合充足。单肺通气的时间应尽量缩短，有些因素具有直接扩张由缺氧引发收缩的肺血管的作用，如感染、舒血管药物和某些麻醉药物（表 2-1）[12, 27-28]。静脉麻醉药通常不会影响缺氧性肺血管收缩，异氟醚、地氟醚和七氟醚对缺氧性肺血管收缩的影响比氟烷小，所以氟烷吸入的浓度应尽量小[17, 25]。单肺通气时给非通气侧肺提供低流量的氧气可以减少缺氧的发生[15, 27]。

CO$_2$ 气胸会对循环功能产生明显影响[29]，CO$_2$ 压力过高可降低心脏前负荷、心排出量和血压，引起反射性心动过速[16, 30-31]。所以在早期开展机器人心脏手术时用 18 号套管针连接压力传感器监测胸腔压力，防止压力过高[10]。当然，通过减缓胸腔 CO$_2$ 吹入速度、限制 CO$_2$ 吹入压力，以及加快补液和使用血管活性药，能够有效减少血流动力学变化[25, 30, 32]，心功能正常的患者通常

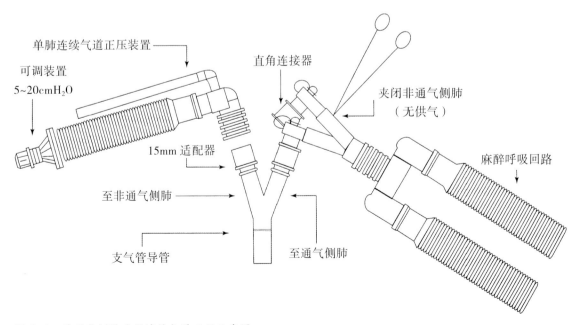

图 2-2　非通气侧肺应用连续气道正压示意图

表 2-1　影响缺氧性肺血管收缩（HPV）的麻醉因素 [28]

抑制 HPV

　应用右旋糖酐补液

　氟烷

　维拉帕米

　硝苯地平

　碱中毒（呼吸性或代谢性）

　硝普钠

　低体温

　怀孕

增强 HPV

　侧卧位

　胸段硬膜外麻醉

　利多卡因

　高频正压通气

中性作用

　异丙酚

　安氟醚

　异氟醚

　芬太尼

能够耐受这种血流动力学影响。正确的做法是阶段性吹入 CO_2，使胸腔内 CO_2 压力达到目标值的时间不短于 1min。

一项近期的研究比较了成人胸腔镜手术患者单肺通气和 CO_2 气胸对血流动力学和呼吸功能的影响，结果表明，CO_2 气胸引起的心指数降低比单肺通气更大，而单肺通气引起的氧合指数变化在给予 CO_2 吹入时会明显增大 [33]。总之，CO_2 气胸引起的血压下降比单肺通气更大，而对于呼吸的影响，单肺通气造成的呼气末 CO_2 分压升高则超过 CO_2 吹入 [34]。

对于术前肺功能异常的患者，单肺通气时呼气末 CO_2 分压会明显升高。在限制性、阻塞性和混合性通气功能障碍患者中，需要采取恰当的通气策略，这种情况下更宜于采取避免高气道压而接受呼气末 CO_2 分压轻度升高的做法 [35]。

2.5　麻醉诱导和麻醉维持

血流动力学稳定性是选择麻醉药物时一定要考虑的问题（表 2-2）。目前麻醉诱导气管插管

表 2-2　麻醉诱导用镇静药的血流动力学作用 [39]

指标	地西泮	氟哌利多	依托咪酯 *	氯胺酮	劳拉西泮	咪唑地西泮	异丙酚
HR	$(-9 \pm 13)\%$	无变化	$(-5 \pm 10)\%$	0~59%	无变化	$(-14 \pm 12)\%$	$(-10 \pm 10)\%$
MBP	0~19%	0~10%	0~17%	$(0 \pm 40)\%$	−7%~20%	−12%~26%	−10%~40%
SVR	$(-22 \pm 13)\%$	−5%~15%	$(-10 \pm 14)\%$	$(0 \pm 33)\%$	−10%~35%	0%~20%	−15%~25%
PAP	0~10%	无变化	$(-9 \pm 8)\%$	$(44 \pm 47)\%$	—	无变化	0~10%
PVR	0~19%	无变化	$(-18 \pm 6)\%$	$(0 \pm 33)\%$	无变化	无变化	0~10%
PAO	无变化	$(25 \pm 50)\%$	无变化	无变化	—	0~25%	无变化
RAP	无变化	无变化	无变化	$(15 \pm 33)\%$	无变化	无变化	0~10%
CI	无变化	无变化	$(-20 \pm 14)\%$	$(0 \pm 42)\%$	$(0 \pm 16)\%$	0~25%	−10%~30%
SV	0~8%	0~10%	0~20%	0~21%	无变化	0~18%	−10%~25%
LVSWI	0~36%	无变化	0~33%	$(0 \pm 27)\%$	—	−28%~42%	−10%~20%
dP/dt	无变化	—	0~18%	无变化	—	0~12%	下降

* 较大的偏离值出现在瓣膜病患者中。HR= 心率 ;MBP= 平均血压 ;SVR= 系统血管阻力 ;PAP= 肺动脉压 ;PVR= 肺血管阻力 ;PAO= 肺动脉阻断压 ;RAP= 右心室压 ;CI= 心指数 ;SV= 每搏量 ;LVSWI= 左心室做功指数 ;dP/dt= 等容收缩期左心室内压力上升率

仍然基于芬太尼或舒芬太尼联合依托咪酯、咪唑地西泮和肌肉松弛剂。手术开始后追加使用长效肌肉松弛剂如泮库溴铵或哌库溴铵可以保证肌肉的松弛作用[36-37]，因为机械臂进入体内后，如果患者活动会引起严重不良后果[38]。

关于麻醉维持没有一个单一的方案，镇静药（咪唑地西泮或异丙酚）、阿片类药物和吸入麻醉药可以进行不同的组合。麻醉药物及其剂量的选择旨在保障手术中有足够的麻醉与镇痛，并能削弱气管插管和手术操作的血流动力学反应。在机器人心脏手术中，药物的选择使用取决于"快通道"麻醉的需要，使术后可以尽早拔管（表2-3）。

在心脏手术麻醉中，基于稳定的血流动力学和长时间机械通气而采用的大剂量阿片类药物，已经被小剂量芬太尼、舒芬太尼或阿芬太尼所取代[41-42]，这更有利于早拔管。与以芬太尼为主的麻醉方法相比，舒芬太尼与咪唑地西泮、异丙酚和吸入麻醉药结合能维持更稳定的血流动力学。舒芬太尼半衰期为20~40 min，患者在术后数小时内可苏醒。瑞芬太尼是短效药，经酯酶代谢不产生任何有活性的代谢产物，是快速起效的μ阿片受体激动剂，作用半衰期仅3~5min，适合短时手术和老年患者[43-45]，对高危心脏手术患者有稳定的血流动力学作用。瑞芬太尼与异丙酚组合能够使患者术毕很快拔管，这样使用异丙酚并不增加整体住院费用[46]。

咪唑地西泮在心脏术后患者的平均清除半衰期为10.6 h[47]。异丙酚在维持剂量2~4mg/（kg·h）时具有稳定的血流动力学作用并能在ICU继续使用[4,8]，异丙酚因其扩血管作用而降低血压和外周血管阻力，使用异丙酚的最大好处就是能够早拔管从而缩短ICU停留时间，患者稳定后只要停用异丙酚会很快苏醒[48]。

Cason等[49]在1997年首次提出"麻醉药物预处理"一词，这是基于在心脏缺血前即刻使用异氟醚所显示的心脏保护作用而提出的。此后有很多

表2-3 麻醉诱导药物及建议剂量[40]

药物	诱导剂量
催眠药	
异丙酚	1~2mg/kg
硫喷妥钠	2~4mg/kg
依托咪酯	0.15~0.3mg/kg
阿片类药物	
芬太尼	3~10μg/kg
舒芬太尼	0.1~1μg/kg
瑞芬太尼	0.1~0.75μg/（kg·min）或团注0.5~1μg/kg
肌肉松弛药	
顺阿曲库铵	70~100μg/kg
维库溴铵	70~100μg/kg
泮库溴铵	70~100μg/kg
罗库溴铵	0.3~1.2mg/kg
琥珀酰胆碱	1~2mg/kg
重症患者麻醉维持	
镇静/催眠药	
异丙酚	20~100μg/（kg·min）
劳拉西泮	2~4mg（25~50μg/kg）
地西泮	4~8mg（50~100μg/kg）
咪唑地西泮	0.25~0.5μg/（kg·min）
阿片类药物静脉输注	
瑞芬太尼	0.05~0.1μg/（kg·min）
芬太尼	0.03~0.1μg/（kg·min）
舒芬太尼	0.01μg/（kg·min）
地托咪啶	0.5~1μg/（kg·h）

实验研究揭示了吸入麻醉药的心肌保护作用[50]，常用的药物包括异氟醚、安氟醚、地氟醚和七氟醚，一般在体外循环中维持麻醉和降低血压，并能减少静脉麻醉药的用量。地氟醚和七氟醚脂溶性低，起效快、苏醒快，有利于早拔管，最近的荟萃分析认为，地氟醚和七氟醚就心脏手术患者的死亡率和心脏并发症来讲，具有更好的结果[51]。尽管吸入麻醉药的预处理机制还不清楚，但其心肌抑制作用降低氧需要量被证实有直接的心肌保

护作用[50]。氧化亚氮因具有降低氧供和增加肺动脉压的作用应禁忌使用。

术中使用肌肉松弛剂可防止患者活动和抑制低温时寒战。泮库溴铵因能够抵消大剂量阿片类药物引起的心动过缓而受到欢迎，但在麻醉诱导时有引起心动过速加重心肌缺血的可能。比较起来，维库溴铵和哌库溴铵对血流动力学影响很小。罗库溴铵是短效肌肉松弛剂，起效快并有迷走神经抑制作用，更适合"快通道"麻醉[52]。阿曲库铵不经肾脏清除，最适合肾功能不全的患者[53]。

2.6　麻醉技术

机器人心脏手术的麻醉是心脏麻醉和胸科麻醉的结合，并基于对 TEE 和外周体外循环的深入了解。呼吸管理策略是麻醉的关键，包括单肺通气和 CO_2 气胸。要严密监测单肺通气和 CO_2 气胸可能引发的血流动力学波动。CO_2 气胸在单肺通气情况下会使气道峰压明显升高。双腔气管插管最常采用，手术结束时更换为单腔气管插管。但是对于有困难气道的患者，也可以考虑使用支气管阻断型单腔管，并用纤维支气管镜辅助定位[54]。尽管这样操作后不能进行非通气侧连续正压通气和吸痰，但手术结束时也省去了更换单腔管的麻烦。

在外周体外循环建立时，需要 TEE 引导插管。经股动、静脉建立外周体外循环是最常用的技术。TEE 能够明显减少股动、静脉插管的并发症，并能够确定静脉插管在上、下腔静脉中的位置[55]。麻醉医生行颈内静脉穿刺时使用超声引导同样很有必要。TEE 检查对于术中评估二尖瓣成形术的效果至关重要[56]，对于房间隔修补等手术的评判及心功能监测和心腔内排气都很有意义。

由于床旁机械臂靠近患者头颈部，限制了麻醉医生靠近患者。麻醉医生和床旁助手要注意手术操作中机械臂与患者身体的矛盾碰撞[57]。机器人与患者连接后，不允许患者体位再发生变化。另外，在紧急情况下，手术团队要具有快速撤离机器人系统的能力。机器人心脏手术时患者的体位应该是一种不完全侧卧位，手术侧抬高30°左右。手术侧手臂需包裹屈曲置于躯干侧后方，避免干扰机械臂的活动，同时注意不要将上肢向后过度伸展以免引起臂丛神经损伤。最近有报道[58]，一名 18 岁男性患者在接受机器人辅助胸腺切除术后发生了臂丛神经损伤，术中该患者的左上肢过度外展。有些中心是将术侧上肢悬吊在头部上方，应该用悬带保护好上肢[59]。

在手术器械放入胸腔之前，要开始单肺通气使手术侧肺完全塌陷。一旦机械臂进入患者体内，患者在手术台上不能有任何体位变化。麻醉医生和手术医生应始终保持密切沟通以保证达·芬奇手术系统正常工作。

在机器人心脏手术时，由于接触心脏的路径很局限，心脏除颤不能直接经心脏表面接触实施，只能采用经胸体外除颤。体外除颤极板放置在背部和相对的胸壁上，成功除颤取决于有足够的有效电流穿过心肌组织[60-62]。经过心脏的电流与释放的能量相关，并与经胸电流阻抗呈负相关[63]。胸腔内的空气和 CO_2 是电的不良导体，会增加经胸电阻抗和除颤阈值[64]。经证实，气胸与多次除颤失败有关系，而且会增加植入式复律除颤器诱发室颤的能量值[65-67]，在这种情况下，消除气胸会改善除颤的效果。Hatton 等[68]报道，一例患者在单肺通气下行机器人辅助取左侧胸廓内动脉时发生室颤，原因可能是电灼心包所致，经胸除颤无效，恢复双肺通气消除气胸后，除颤方获成功。

机器人系统的大部分设备会置于患者躯干上方，尽管发生严重气道问题和心脏事件较少见，但是一旦发生，机器人会干扰有效的心肺复苏和气道处置[69]。所以整个团队要做紧急撤离机器人系统的训练。

成功操控机器人完成手术离不开整个团队之间的良好沟通。术者坐在操控台后方，远离术野，必须要与麻醉医生和床旁助手保持沟通。术者的声音可以通过设备上的麦克风传递。

机器人心脏手术后的恢复过程通常会很平顺，当回到 ICU 后，患者仍需要保持镇静（现在通常使用异丙酚）直到血流动力学完全稳定且引流量很少。通常不需要使用血液制品，因为术中失血很少。但严重的失血有时会很隐匿，所以术后早期应密切监护患者。关于术后镇痛问题的考虑，与常规心脏手术相似。

2.7 机器人辅助非体外循环冠状动脉旁路移植手术的麻醉

非体外循环机器人辅助冠状动脉旁路移植手术的麻醉，所遵从的原则主要是"快通道"麻醉技术，使患者能够在手术结束时或回到 ICU 后数小时内拔除气管插管。微创冠状动脉旁路移植手术的目的就是完全通过腔镜技术完成吻合，并且避免使用体外循环，以减少手术并发症、缩短住院时间、减少医疗费用。

自 1998 年人类完成世界首例机器人不开胸冠状动脉旁路移植手术后[70]，该项技术发展迅速并趋于完美。微创技术的进步使冠状动脉旁路移植手术能够通过很小的切口完成，劈开胸骨本身就能引起并发症和全身炎症反应，但比体外循环所造成的要轻[71-72]。机器人辅助冠状动脉旁路移植手术包括两种手术方式，一种是全机器人冠状动脉旁路移植手术（TECAB），另一种是先用机器人取胸廓内动脉，再经左前胸壁肋间小切口（6cm）直接吻合血管（MIDCAB）[73-75]。尽管该类手术的麻醉考虑与常规旁路移植手术相似，但术中麻醉医生与术者的交流更加重要。麻醉医生要尽量保证患者血流动力学的稳定和比较慢的稳定心率，及时预测可能的风险并提出警告，在必要时能够及时建立体外循环。所以非体外循环手术时也应保证有灌注师陪伴手术，以备不测之需。

心脏跳动下桥远端吻合口的吻合需要使用心肌稳定器，靶血管的吻合口近端和远端使用硅橡胶阻断带可以控制出血[10]，有利于吻合。冠状动脉分流塞也经常使用，可以保持吻合口远端灌注，特别是对于心肌灌注仍然依赖的靶血管。但是在全机器人冠状动脉旁路移植手术中，放置冠状动脉分流塞不是很容易，而且可能影响吻合口连续缝合或"U"形夹吻合。如果在吻合时不使用分流塞，也可以进行缺血预处理以评价靶血管阻断的可行性，切开靶血管前将其阻断 5min，通过心电图和心肌收缩功能变化，判断心脏对于靶血管阻断的耐受性[76]。如果耐受良好，则可以在非体外循环下完成吻合。如果出现心功能异常情况，应该实施正中开胸手术，建立常规或外周体外循环。

在笔者所属单位，机器人旁路移植手术均采用非体外循环方式进行[4, 8]。患者准备与常规手术一样，要有紧急正中开胸的准备。患者监测包括标准的 Ⅱ 和 V_5 导联心电图，麻醉前右侧桡动脉穿刺测压，麻醉诱导行左侧双腔支气管导管插入，并经纤维支气管镜和肺部听诊确定导管位置是否恰当。然后经右侧颈内静脉置入双腔大静脉导管和肺动脉导管。麻醉方案秉承"快通道"原则，术后镇痛采用静脉镇痛泵。

术中尽量维持心率稳定较慢的水平，联合应用硝酸甘油和 β 受体阻滞剂能够降低靶血管阻断时发生心肌缺血的可能性。如果出现低血压的情况，可以选择去氧肾上腺素或去甲肾上腺素增加血管张力使血压恢复。CO_2 气胸和单肺通气通常会升高中心静脉压和肺动脉压[77]，可以通过 TEE 监测心脏功能。

对于多支冠状动脉旁路移植手术，会用到双侧胸廓内动脉，这会带来更大的挑战，因此只在特殊情况下采用[78]。在游离双侧胸廓内动脉时，左侧气胸通常足以满足手术显露需要。如果右侧胸膜被打开，CO_2 气胸可以进一步影响呼吸功能和增加胸膜对 CO_2 的吸收，更容易发生高碳酸血症和心动过速，此时将心率控制较慢不是很容易。多数患者都能很好耐受不超过 1h 的双侧气胸[79]。

术中通常使用多普勒血流测量仪测定桥血流

的通畅性，桥血流与患者血压及吻合口远端血管通畅程度有关。

2.8　机器人二尖瓣手术的麻醉

技术进步已经使机器人二尖瓣手术成为一种安全有效的选择[80-81]。机器人二尖瓣手术能够治疗各种二尖瓣脱垂，由于高清晰的视觉效果，瓣膜成形率更高、效果更好，减少了术后恢复时间[82-83]，术后近中期疗效更加满意[84]。

二尖瓣置换或成形手术的麻醉考虑主要是术前评价患者心肺功能、患者对 CO_2 气胸和单肺通气的耐受能力，以及体外循环对患者呼吸功能的影响。相应的麻醉策略包括调控血容量、血管活性药应用、呼吸管理，以保证血流动力学稳定和有效处理缺氧。从麻醉诱导到体外循环开始，最关键的是维持血流动力学稳定和氧合充足，要根据二尖瓣狭窄或关闭不全的病理变化制订麻醉策略，进行麻醉处理。长期二尖瓣疾病，左心房压会升高进而引起肺动脉压和中心静脉压升高。CO_2 气胸引起的胸腔内正压，会减少静脉回流而产生血容量相对不足。另外，瓣膜病患者对于心室前负荷的依赖性和敏感性是增加的，维持充足的血管内容量对于保持理想的心率和心脏前负荷均有好处。快速心率对于二尖瓣狭窄患者不利，因为减少了舒张期充盈时间。对于二尖瓣关闭不全的患者，特别是左心室扩张者，正性肌力药（多巴胺或肾上腺素）对于保持循环稳定非常有效。

单肺通气中可能发生缺氧，尤其是在体外循环停机后，这可能与以下因素有关：首先，左侧单肺通气对于氧合的损害更大，因为右侧肺脏大于左侧肺脏[85]。一项研究发现[86]，用纯氧给患者通气，左侧胸部手术（右肺通气）时动脉氧分压为 280 mmHg，而右侧手术（左肺通气）时动脉氧分压仅为 170 mmHg。再者，双腔支气管插管使气道狭窄，延长了肺泡排空时间。单肺通气产生高气道压造成的肺泡过度膨胀和损伤会引起

肺水肿[38]。所幸缺氧性肺血管收缩对于减少非通气侧肺血流和改善氧合很有利[87]。在没有呼气末正压的情况下，单肺通气的潮气量可以和双肺通气的潮气量一样大[88-89]，通过调整呼吸频率（10~15/min）保持呼气末 CO_2 分压在 40 mmHg 水平。

在此类体外循环下的机器人心脏手术，必须使用 TEE，比如置入上、下腔静脉引流管和主动脉根部停搏液针时。TEE 可以帮助在停机前心腔内排气，减少发生冠状动脉气栓的概率，还可以评价手术的效果和心脏整体状况。CO_2 气胸产生的心腔内高 CO_2 水平可以减少气栓的发生，进而减少术后神经系统并发症[90]。

体外循环停机心脏复跳后经常表现为交界性心律，机制尚不清楚。但右心房壁较薄，在单肺通气和 CO_2 气胸情况下，机械性牵拉和缺血损伤等因素会引起窦房结功能异常。与之相似的情况是单肺通气增加右心室的张力可能使本已异常的心功能失代偿，单肺通气引起的缺氧增加交感神经张力可导致心律失常发生[91]。有时交界性心律会影响循环的稳定性，需要使用临时起搏器。所幸这种情况持续时间不长，一般在停机后一两个小时就能自动转复为窦性心律。体外循环中的血液稀释、低温和非搏动性血流可能影响到脑血流的供应[92]，经股动、静脉建立外周体外循环对脑血流的影响要引起重视。停机前应尽早开始呼吸通气，特别是开始减流量时。

笔者在临床上观察到，在体外循环停机后单肺通气时，最易发生缺氧[4]，这通常是手术医生正在检查出血和止血的时候。可能存在以下原因：① 体外循环中血液与人工材料接触，激发了细胞因子介导的全身炎症反应，免疫性介质增加及体外循环的非生理性灌注加重肺脏的缺血再灌注损伤[93-94]，这些损伤导致肺间质水肿和肺换气异常；② 体外循环后非通气侧肺内血液分流和通气侧肺的通气 / 血流比值失调愈加严重，有研究发现，单肺通气时停机会引起严重缺氧 [PaO_2/FiO_2 从 50.8

（12.1）kPa 降至 24.1（14.9）kPa], 恢复双肺通气 PaO_2/FiO_2 回升至正常水平[95]；③还有研究指出，鱼精蛋白中和肝素引起补体系统激活，从而影响肺内分流指数[96-97]。针对单肺通气时的缺氧，处理措施主要是对非通气侧肺供给氧气，减少血液分流。其中的一种方法是采用连续气道正压通气[98-99]，另外也可使用高频喷射通气，还可以给通气侧肺呼气末正压。当各种措施无效时，麻醉医生应要求手术医生停止操作，临时改为双肺通气，待氧合改善后再继续手术。

2.9 心血管系统监测

标准的术中监测包括脉搏氧饱和度、心电图、呼气末 CO_2 分压、动脉压、体温和尿量。心电图通常是 II 和 V_5 导联，并有自动 ST 段分析。全麻诱导前行桡动脉穿刺测压，如果使用升主动脉腔内阻断，要监测双侧桡动脉压。脉搏氧饱和度和动脉压监测选择手术入路的对侧上肢。

中心静脉压和肺动脉压也很重要，CO_2 气胸有时会使中心静脉压升高 6~8 mmHg，所以术中保持尿量在 0.5 ml/（kg·h）以上更有意义，尽管相关研究尚待证实[100]。肺动脉导管可以测量中心静脉压、肺动脉压、肺毛细血管楔压和心排出量，很多中心都常规应用肺动脉导管。麻醉医生放置的肺动脉引流管相当于间接性左心房引流管。

血气监测非常重要，因为单肺通气和 CO_2 气胸会减少肺容量并增加 CO_2 吸收，呼吸功能会受到很大影响。

麻醉深度监测（BIS，目标值 <60）能够在保证麻醉深度的前提下减少麻醉药用量，防止"快通道"麻醉时发生术中清醒[101-102]，这在体外循环造成血液稀释增加药物分布容积需要追加麻醉药物时也有帮助。脑氧饱和度监测对脑保护和下肢动脉灌注有帮助[103]。

麻醉后插入经食管超声探头，对监测机器人手术需要的各种插管过程意义重大。

2.10 外周体外循环的建立

随着机器人手术的开展，体外循环技术也在不断改进，包括使用更细的动静脉插管、经胸阻断钳、主动脉腔内阻断技术和负压引流装置[104]。

超声引导右侧颈内静脉穿刺置管（图 2-3、图 2-4）是目前推荐的一种技术，TEE 可确定静脉插管位置、逆向灌注管位置及主动脉内阻断球囊的位置等。股动、静脉插管建立体外循环是最常用的技术，TEE 的应用明显减少了股动、静脉插管的并发症，对外周动脉粥样硬化的患者，腋动脉插管也许更合适[105]。血管损伤包括动脉梗阻、局部动脉损伤和主动脉夹层。 主动脉夹层

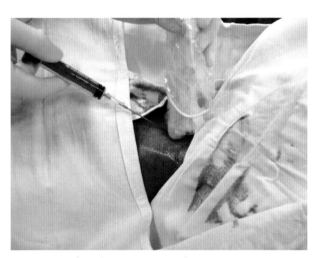

图 2-3 超声引导右侧颈内静脉穿刺

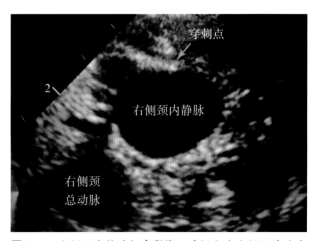

图 2-4 右侧颈内静脉超声影像，前侧方为右侧颈总动脉

虽少见但却是灾难性的,发生率为1%~2%[106-109]。为避免上述并发症,术前应评估外周血管情况。

上、下腔静脉插管必须有超声引导,以防止导管穿过房间隔造成引流不畅、遮挡术野及左心房穿孔。腔静脉引流技术有两种:一种是经右侧股静脉插入,Carpentier 双极股静脉插管;另一种是右侧股静脉插单极引流管,并由麻醉医生在右侧颈内静脉插入一个细的上腔静脉引流管(图2-5、图2-6)。这两种方法都需要 TEE 引导。

上腔静脉引流管是 15~17F Biomedicus 导管(Medtronic Inc, MI, USA),在全身肝素化后采用穿刺置入技术从右侧颈内静脉插入右心房和上腔静脉交接处,股静脉插管的大小根据患者体表面积和循环需要决定。上、下腔静脉引流管用"Y"型接头连接后与体外循环机连接。

细而长的导管会影响静脉引流,右心房血液进入右心室并经肺泵到外周,如果肺没有通气就会产生血液分流。尽管动脉血气会显示氧合不够,但体外循环回路的血气分析不能发现。如果上腔静脉套带阻断,引流不畅时会增加颈内静脉压力,从而降低脑灌注压。如果颈静脉压力为 40 mmHg 而体外循环灌注压在 50~60 mmHg,则脑灌注压就只有 10~20 mmHg。因此体外循环中要监测上腔静脉压力[110]。

在外周体外循环时,直接使用大口径导管不太可行,所以,重力辅助静脉引流经常不够[111]。这既影响术野清晰又会增加心肌张力,从而导致不良后果[112]。所以外周体外循环有必要使用辅助引流装置。

辅助引流能够增加血液回流至体外循环机的虹吸作用。有多种辅助静脉引流方法,最常用的有动力辅助静脉引流(kinetic-assisted venous drainage, KAVD)、负压辅助静脉引流(vacuum-assisted venous drainage, VAVD)和滚轴辅助静脉引流[104, 113]。Cirri 等[114]比较了负压辅助引流和离心泵的动力辅助引流对溶血的影响,发现负压辅助引流使血红蛋白尿增加且血小板计数降低,认为动力辅助引流时红细胞和血小板破坏更少。动力辅助引流的主要缺点是会产生气泡,需要手工清洗离心泵。临床上刚开始使用负压辅助引流时遇到很多问题,一些早期病例发生了气栓[115]。随着负压调节器(Hamlet Box)的使用,Munster 等[112]的研究显示负压辅助引流是安全的。到目前为止,负压辅助引流在很多中心普遍采用,尽管动力辅助引流已具有生理学方面的优势。

负压辅助引流应用标准负压吸引连接到静脉引流储血罐,通过负压增加静脉引流。负压需要仔细调节,负压过大除了会引起储血罐爆裂,也会破坏血液成分,所以必须使用调节器保持精确的负压;而且要有正负压力释放阀门防止压力高低的变化,确保稳定的引流速率[116]。

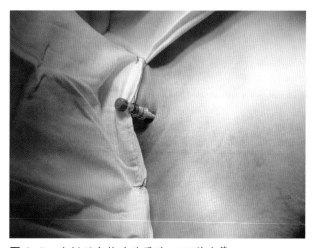

图 2-5　右侧颈内静脉放置的 16G 引流管

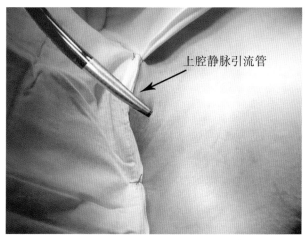

图 2-6　右侧颈内静脉放置的上腔静脉引流管

开始时先使用重力引流进行部分体外循环，当负压辅助引流开始后逐步增加负压达到最大有效静脉引流，监测负压大约在 40 mmHg。负压超过 70 mmHg 会出现震颤伴引流不全，血液会经肺动脉引流管引流出来。肺动脉引流量是判断腔静脉引流管位置是否恰当的一个指标，肺动脉引流量 <100 ml/min 说明有足够的体外循环支持[111]。

LaPietra 等[117]研究了负压辅助引流和动力辅助引流发生气栓的可能性，单独使用动力辅助引流时离心泵有空气调节方面的缺点，但动力辅助引流作为动脉泵与负压辅助引流结合使用时在动脉过滤器远端形成的气泡很少，所以负压辅助引流在大多数中心成为标准的方法[118]。体外研究表明，当进入静脉储血罐的血流有湍流时气泡会增多，比如储血罐内血液平面太低和泵速太快时[119-120]。与静脉虹吸重力引流 4 L/min 相比，负压辅助引流在 40 mmHg 时气体微栓无明显增加[121]。只要正确使用，在瓣膜手术中采用负压辅助引流并不明显增加气栓和术后神经系统并发症的风险[122-123]。在微创心脏手术中，负压辅助引流保持在 40 mmHg 是一种安全、简单、有效的技术。

在机器人心脏手术时排气特别困难，心尖不能抬起来，也不能手动心脏。心脏内的气体多存在于室间隔背侧和右肺静脉[38]。使用 CO_2 吹入排除胸腔内空气，以及手控膨肺排除肺静脉中的气体均有帮助。

恢复双肺通气后再停机，并像常规体外循环手术一样行 TEE 检查。先缝合股动、静脉，拔除颈内静脉的引流管后局部压迫止血。

2.11　升主动脉阻断和停搏液灌注

机器人心脏手术中，体外循环升主动脉阻断下的心肌保护可以经胸行升主动脉直接阻断（图 2-7），也可以采用主动脉腔内球囊阻断（图 2-8）。经胸升主动脉阻断钳（Chitwood 钳）是由右侧腋下插入胸腔，阻断升主动脉时注意

不要伤及肺动脉和左心耳[124]。可以采用标准的含血冷停搏液顺行灌注，与腔内阻断相比，经胸阻断钳简便易用、并发症少[125-126]，笔者单位应用已超过 500 例，未发生过主动脉损伤[127]。但对于大多数房间隔缺损修补患者，笔者单位是在心脏跳动下不阻断升主动脉来完成房间隔缺损修补的[128]。

主动脉腔内阻断使用的球囊导管有 17F 和 21F 两个型号（图 2-8），它的球囊起到阻断主动脉的作用，而导管还可以顺行灌注停搏液，停机前还可以进行吸引和排气。使用该系统最大的好处是可用于二次手术[110]，省去主动脉周围的粘连分离。球囊压力达到 300 mmHg 以上就可以阻断主动脉[129]并灌注停搏液。在 TEE 引导下，将导管放在升主动脉主动脉瓣远端 2cm 处，球

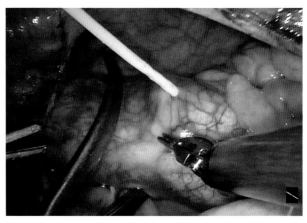

图 2-7　经胸阻断升主动脉

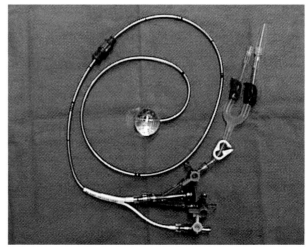

图 2-8　主动脉腔内阻断用球囊导管

囊的位置变化或者周围漏液可以用 TEE 监测到。不论哪种阻断方法，在阻断时都应该降低泵流量，防止主动脉损伤。

球囊导管可以更换，比如在球囊发生意外破裂时，这可见于二尖瓣手术瓣膜环缝合时，此时会表现出突然阻断不完全，需要更换导管。球囊本身位置有时会发生变化，需要有经验的手术医生调整球囊位置[130]。

球囊移位可以导致无名动脉堵塞，引起脑灌注不足和神经系统损伤。采用双侧桡动脉压监测有助于发现球囊向远端无名动脉移位。有时球囊也会向近端移位而堵塞冠状动脉[131]，TEE 容易发现近端移位，要防止球囊疝入主动脉瓣，通常球囊移位不会引起主动脉瓣功能异常。主动脉根部压力应保持低于外周动脉压力以避免球囊移位。对于严重动脉粥样硬化的患者，应避免使用球囊导管，以防导管移位和斑块破裂引起栓塞。有分析表明，与升主动脉阻断钳相比，升主动脉球囊阻断会增加并发症、手术时间和医疗费用[125]。

采用腔内阻断技术时更易发生主动脉夹层[132]。发现主动脉夹层通常是灌注师发现压力增高，超声发现夹层内膜或者术者直接看到，要立刻进行正中开胸[130]。导管的改进和 TEE 的应用减少了并发症发生。

排气在微创心脏手术中也是一个问题，由于心尖不能抬起来，操作心脏有困难。气体经常存在于肺静脉和室间隔旁，胸腔吹入 CO_2 可以减少气栓发生[133-134]，主动脉根部吸引和 TEE 辅助也可以减少气栓。

如果有必要，麻醉医生还要经右侧颈内静脉放置肺动脉引流管和冠状窦逆向灌注管[135-137]（图 2-9）。肺动脉引流管可以达到大约 50ml/min 的引流量。冠状窦逆向灌注管前端有气囊，气囊充起来时，导管的压力波形从右心房压变为右心室压波形[38]。放置冠状窦逆向灌注管比较复杂，需要 TEE 和 X 线（"C"型臂）辅助。

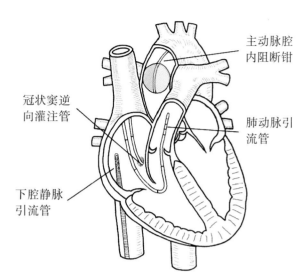

图 2-9　冠状窦逆向灌注管、主动脉腔内阻断钳、肺动脉引流管和下腔静脉引流管示意图

2.12　总　结

机器人手术是一项正在被越来越多手术医生接受的新技术。对于心脏手术而言，达·芬奇手术系统具有一些特殊性需要应对。Nifong 和 Chitwood[124] 关于机器人手术和麻醉的观点是：需要一支精通此项技术的护士、麻醉医生和手术医生的团队。所以，有必要建立经过学习和训练的手术团队，使机器人心脏手术成为一种标准方法常规开展。在 Kernstine[138] 的报告中给出了一个提高机器人手术效率的重要建议，即"要有一名经验丰富的麻醉医生，在机器人心脏手术中，能够有效完成气管插管和单肺通气管理，以及血流动力学调控"。最后用 Lehr 等[56] 的话总结近年来机器人在心脏外科的临床应用和结果：机器人心脏手术的早期结果证明，该技术具有输血少、住院时间短、术后恢复快并提高术后生活质量的特征。

（王　刚　译）

参考文献

[1] Deeba S, Aggarwal R, Sain P, et al. Cardiac robotics: a review and St. Mary's experiences. Int J Med Robot Comput Assist Surg, 2006,(2):16-20.

[2] Boehm D, Reichenspurner H, Gulbins H, et al. Early experience with robotic technology for coronary artery surgery. Ann Thorac Surg, 1999,(68):1542-1546.

[3] LaPietra A, Grossi EA, Derivaux C, et al. Robotic-assisted instruments enhance minimally invasive mitral valve surgery. Ann Thorac Surg, 2000,(70):835-838.

[4] Wang G, Gao C, Zhou Q, et al. Anesthesia management of totally endoscopic atrial septal defect repair with a robotic surgical system. J Clin Anesth, 2011,(23):621-625.

[5] Haynes SR, Bonner S. Anaesthesia for thoracic surgery in children. Paed Anaesth, 2000,(10):237-251.

[6] Peden CJ, Prys-Roberts C. Capnothorax: implications for the anaesthetist. Anaesthesia, 1993,(48):664-666.

[7] Tobias JD. Anaesthetic implications of thoracoscopic surgery in children. Paed Anaesth, 1999,(9):103-110.

[8] Wang G, Gao C, Zhou Q, et al. Anesthesia management for robotically assisted endoscopic coronary artery bypass grafting on beating heart. Innovations: Technology & Techniques in Cardiothoracic & Vascular Surgery, 2010,(5):291-294.

[9] Gibbs NM, Weightman WM, Thrackray NM, et al. The effects of recent aspirin ingestion on platelet function in cardiac surgery patients. J Cardiothorac Vasc Anesth, 2001,(15):55-59.

[10] Weightman WM, Gibbs NM, Weidmann CR, et al. The effect of preoperative aspirin-free interval on red blood cell transfusion requirements in cardiac surgical patients. J Cardiothorac Vasc Anesth, 2002,(16):54-68.

[11] Murkin JM. Anesthesia for robotic heart surgery: An overview. Heart Surg Forum, 2001,(4):311-314.

[12] Mishra YK, Wasir H, Sharma KK, et al. Totally endoscopic coronary artery bypass surgery. Asian Cardiovasc Thorac Ann, 2006,(14):447-451.

[13] Buggeskov KB, Wetterslev J, Secher NH, et al. Pulmonary perfusion with oxygenated blood orcustodiol HTK solution during cardiac surgery for postoperative pulmonary function in COPD patients: a trial protocol for the randomized, clinical, parallel group, assessor and data analyst blinded Pulmonary Protection Trial. Trails, 2013,(14):1-11.

[14] Ku CM, Slinger P, Waddell T. A novel method of treating hypoxemia during one-lung ventilation for thoracoscopic surgery. J Cardiothorac Vasc Anesth, 2009,(23):850-852

[15] Beck DH, Doepfmer UR, Sinemus C, et al. Effects of sevoflurane and propofol on pulmonary shunt fraction during one-lung ventilation for thoracic surgery. Br J Anaesth, 2001,(86):38-43.

[16] Sfez M. Basic physiology and anesthesia//Bax NMA, Georgeson KE, Naimaldin A, et al. Endoscopic surgery in children. 1st edition. Berlin: Springer, 1999:53-70.

[17] Wasnick JD, Hoffman WJ, Acuff T, et al. Anesthetic management of coronary artery bypass via minithoracotomy with video assistance. J Cardiothorac Vasc Anesth, 1995,(9):731-733.

[18] Pfitzner J, Peacock MJ, McAleer PT. Gas movement in the nonventilated lung at the onset of single-lung ventilation for video-assisted thoracoscopy. Anaesthesia, 1999,(54):437-443.

[19] Dalibon N, Moutafis M, Liu N, et al. Treatment of hypoxemia during one-lung ventilation using intravenous almitrine. Anesth Analg, 2004,(98):590-594.

[20] Silva-Costa-Gomes T, Gallart L, Valles J, et al. Low- vs high-dose almitrine combined with nitric oxide to prevent hypoxia during open-chest one-lung ventilation. Br J Anaesth, 2005,(95):410-416.

[21] Waheedullah K, Konrad S. Hypoxemia during one-lung ventilation: prediction, prevention, and treatment. Anesthesiology, 2009,(110):1402-1411.

[22] Hickling KG. Permissive hypercapnia. Respir Care Clin North Am, 2002,(8):155-169.

[23] Laffey JG, O'Croinin D, McLoughlin P, et al. Permissive hypercapnia role in protective lung ventilator strategies. Int Care Med, 2004,(30):347-356.

[24] Petrat G, Weyandt D, Klein U. Anesthetic considerations in pediatric laparoscopic and thoracoscopic surgery. Eur J Pediatr Surg, 1999,(9):282-285.

[25] Tobias JD. Anaesthesia for minimally invasive surgery in children. Best Pract Res Clin Anaesthesiol, 2002,(16):115-130.

[26] Unzueta MC, Casas JI, Moral MV. Pressure-controlled versus volume-controlled ventilation during one-lung ventilation for thoracic surgery. Anesth Analg, 2007,(104):1029-1033.

[27] Benumof JL. Anesthesia for thoracic surgery. 2nd edition. Philadelphia: WB Saunders Company, 1995.

[28] Nagendran J, Stewart K, Hoskinson M, et al. An anesthesiologist's guide to hypoxic pulmonary vasoconstriction: implications for managing single-lung anesthesia and atelectasis. Curr Opin Anesthesiol, 2006,(19):34-43.

[29] Sato M, Muraji T, Asai T, et al. Hemodynamic effects of carbon dioxide insufflation of the thoracic cavity during thoracoscopic surgery. Pediatr Endosurg Innov Tech, 2002,(6):185-189.

[30] Tobias JD. Anesthetic management for pediatric laparoscopy and thoracoscopy//Lobe TE, Schropp KP. Pediatric laparoscopy and thoracoscopy. 1st edition. Philadelphia: WB Saunders Company, 1994:59-66.

[31] Jones DR, Greaber GM, Tanguilig GG, et al. Effects of insufflation on hemodynamics during thoracoscopy. Ann Thorac Surg, 1993,(55):1379-1382.

[32] Hammer GB, Harrison TK, Vricella LA, et al. Single lung ventilation in children using a new paediatric bronchial blocker. Paediatr Anaesth, 2002,(12):69-72.

[33] Brock H, Rieger R, Gabriel C, et al. Hemodynamic changes during thoracoscopic surgery. Anaesthesia, 2000,(55):10-16.

[34] Gentili A, Lima M, Derose R, et al. Thoracoscopy in children: anaesthesiological implications and case reports. Minerva Anesth, 2007,(73):161-171.

[35] Hammer GB, Fitzmaurice BG, Brodsky JB. Methods for single-lung ventilation in pediatric patients. Anesth Analg, 2000,(91):248-252.

[36] D'Attellis N, Loulmet D, Carpentier A. Robotic-assisted

cardiac surgery: Anesthetic and postoperative considerations. J Cardiothorac Vasc Anesth, 2002,(16):397-400.

[37] Sugantha G. Anaesthesia for minimally invasive cardiac surgery. Best Pract Clin Anaesthesiol,2002(16):63-80.

[38] Chauhan S, Sukesan S. Anesthesia for robotic cardiac surgery: an amalgam of technology and skill. Ann Card Anaesth, 2010,(13):169-175.

[39] Reves JG, Glass PS, Lubarsky DA, et al. Intravenous Anesthetics//Miller RD, Eriksson LI, Fleisher LA,et al. Miller's Anesthesia. 7th edition. Philadelphia: Churchill Livingstone, 2009:719-768.

[40] Howie MB, Gravlee GP. Induction of anesthesia//Hansler FA Jr, Martin DE, Gravlee GP. A practical approach to cardiac anesthesia. 4th edition. Philadelphia: Lippincott Williams & Wilkins, 2008:164-175.

[41] Thomson IR, Harging G, Hudson RJ. A comparison of fentanyl and sufentail in patients undergoing coronary artery bypass graft surgery. J Cardiothorac Vasc Anesth, 2002,(14):652-656.

[42] Howie MB, Cheng D, Newman MF, et al. A randomized double-blinded multicenter comparison of remifentanil versus fentanyl when combined with isoflurane/propofol for early extubation in coronary artery bypass graft surgery. Anesth Analg, 2001,(92):1084-1093.

[43] Howie MB, Michelson LG, Hug CC Jr, et al. Comparison of three remifentanil dose—finding regimens for coronary artery surgery. J Cardiothorac Vasc Anesth, 2003,(17):51-59.

[44] Geisler FE, de Lange S, Royston D, et al. Efficacy and safety of remifentanil on coronary artery bypass graft surgery: a randomized, double-blind dose comparison study. J Cardiothorac Vasc Anesth, 2003,(17):60-68

[45] Cheng DC, Newman MF, Duke P, et al. The efficacy and resource utilization of remifentanil and fentanyl in fast-track coronary artery bypass graft surgery: a prospective randomized, double-blinded controlled, multi-center trial. Anesth Analg, 2001,(92):1093-1102.

[46] Myles PS, Hunt JO, Fletcher H, et al. Remifentanil, fentanyl, and cardiac surgery: a double-blinded, randomized controlled trial of costs and outcomes. Anesth Analg, 2002,(95):805-812.

[47] Maitre PO, Funk B, Crevoisier C, et al. Pharmacokinetics of midazolam in patients recovering from cardiac surgery. Eur J Clin Pharmacol, 1989,(37):161-166.

[48] Engoren MC, Kraras C, Garzia F. Propofol-based versus fentanyl-isoflurane-bases anesthesia for cardiac surgery. J Cardiothorac Vasc Anesth, 1998,(12):177-181.

[49] Cason BA, Gamperl AK, Slocum RE, et al. Anesthetic-induced preconditioning: previous administration of isoflurane decreases myocardial infarct size in rabbits. Anesthesiology, 1997,(87):1182-1190.

[50] Landoni G, Bignami E, Oliviero F, et al. Halogenated anesthetics and cardiac protection in cardiac and non-cardiac anesthesia. Annals of Cardiac Anesthesia, 2009,(12):4-9.

[51] Landoni G, Calabrò MG, Marchetti C, et al. Desflurane versus propofol in patients undergoing mitral valve surgery. J Cardiothorac and vasc Anesth, 2007,(21):672-677.

[52] London MJ, Mittnacht A, Kaplan JA. Anesthesia for myocardial revascularization//Kaplan JA. Essentials of Cardiac Anesthesia. Philadelphia: Saunders Elsevier, 2008: 293-326.

[53] Berntman L, Rosberg B, Shweikh I, et al. Atracurium and pancuronium in renal insufficiency. Acta Anaesthesiol Scand, 1989,(33):48-52.

[54] Campos JH. Progress in lung separation. Thorac Surg Clin, 2005,(15):71-83.

[55] Gao C, Yang M, Wang G, et al. Totally robotic resection of myxoma and atrial septal defect repair. Interact Cardiovasc Thorac Surg, 2008,(7):947-950.

[56] Lehr EJ, Rodriguez E, Chitwood WR. Robotic cardiac surgery. Curr Opin Anesthesiol, 2011,(24):77-85.

[57] Nifong LW, Chu VF, Bailey B, et al. Robotic mitral valve repair: experience with the daVincisystem. Ann Thorac Surg, 2003,(75):438-443.

[58] Pandey R, Garg R, Chandralekha R. Robot-assisted thoracoscopic thymectomy: perianesthetic concerns. Eur J Anesthesiol, 2010,(27):473-477.

[59] Campos JH. An update on robotic thoracic surgery and anesthesia. Curr Opin Anaesthesiol, 2010,(23):1-6.

[60] Geddes LA, Tacker WA, Rosborough J, et al. Electrical dose for ventricular defibrillation of small and large animals using precordial electrodes. J Clin Invest, 1974,(53):310-319.

[61] Zipes DP, Fischer J, King RM, et al. Termination of ventricular fibrillation in dogs by depolarizing a critical amount of myocardium. Am J Cardiol, 1975,(36):37-44.

[62] Lateef F, Lim SH, Anantharaman V, et al. Changes in chest electrode impedance. Am J Emerg Med, 2000,(18):381-384.

[63] Deakin CD, McLaren RM, Petley GW, et al. Effects of positive end-expiratory pressure on transthoracic impedance-implications for defibrillation. Resuscitation, 1998,(37):9-12.

[64] Furman S. Defibrillation threshold and pneumothorax. Pacing Clin Electrophysiol, 1998,(21):337-338.

[65] Schuchert A, Hoffmann M, Steffgen F, et al. Several unsuccessful internal and external defibrillations during active can ICD implantation in a patient with pneumothorax. Pacing Clin Electrophysiol, 1998,(21):471-473.

[66] Luria D, Stanton M, Eldar M, et al. Pneumothorax: an unusual cause of ICD defibrillation failure. Pacing Clin Electrophysiol, 1998,(21):474-475.

[67] Cohen TJ, Lowenkron DD. The effects of pneumothorax on defibrillation thresholds during pectoral implantation of an active can implantable cardioverter defibrillator. Pacing Clin Electrophysiol, 1998,(21):468-470.

[68] Hatton KW, Kilinski LC, Ramaiah C, et al. Multiple failed External defibrillation attempts during robot-assisted internal mammary harvest for myocardial

revascularization. Anesth Analg, 2006,(103):1113-1114.

[69] Parr KG, Talamini MA. Anesthetic implications of the addition of an operative robot for endoscopic surgery: A case report. J Clin Anesth, 2002,(14):228-233.

[70] Loulmet D, Carpentier A, D'Attellis N, et al. Endoscopic coronary artery bypass grafting with the aid of robotic-assisted instruments. J Thorac Cardiovasc Surg, 1999, (118):4-11.

[71] Ascione R, Lloyd CT, Underwood MJ, et al. Inflammatory response after coronary revascularization with or without cardiopulmonary bypass. Ann Thorac Surg, 2000,(69):1198-1204.

[72] Mack MJ. Minimally invasive and robotic surgery. JAMA, 2001,(285):568-572.

[73] Srivastava S, Gadasalli S, Agusala M, et al. Robotically assisted beating heart totally endoscopic coronary artery bypass (TECAB). Is there a future? Innovations: Technology & Techniques in Cardiothoracic & Vascular Surgery, 2008(3):52-58.

[74] Argenziano M, Katz M, Bonatti J, et al. Results of the prospective multicenter trial of robotically assisted totally endoscopic coronary artery bypass grafting. Ann Thorac Surg, 2006,(81):1666-1675.

[75] Kappert U, Cichon R, Schneider J, et al. Technique of closed chest coronary artery surgery on the beating heart. Eur J Cardiothorac Surg, 2001,(20):765-769.

[76] Murry CE, Richard VJ, Relmer KA, et al. Ischemlc preconditioning slows energy metabolism and delays ultrastructural damage during a sustained ischemic episode. Circ Res, 1990,(66):913-931.

[77] Vassiliades TA Jr. The cardiopulmonary effects of single-lung ventilation and carbon dioxide insufflation during thoracoscopic internal mammary artery harvesting. Heart Surg Forum, 2002,(5):22-24.

[78] Dogan S, Aybek T, Andreen E, et al. Totally endoscopic coronary artery bypass grafting on cardiopulmonary bypass with robotically enhanced telemanipulation: Report of forty-five cases. J Thorac Cardiovasc Surg, 2002,(123):1125-1131.

[79] Vassiliades TA Jr, Rogers EW, Nielsen JL, et al. Minimally invasive direct coronary artery bypass grafting: Intermediate-term results. Ann Thorac Surg, 2000,(70):1063-1065.

[80] Athanasiou T, Ashrafian H, Rowland SP, et al. Robotic cardiac surgery: advanced minimally invasive technology hindered by barriers to adoption. Future Cardiol, 2011,(7):511-522.

[81] Suri RM, Burkhart HM, Rehfeldt KH, et al. Robotic mitral valve repair for all categories of leaflet prolapse: improving patient appeal and advancing standard of care. Mayo Clin Proc, 2011,(86):838-844.

[82] Kypson AP, Nifong LW, Chitwood WR .Robotic mitral valve surgery. Surg Clin North Am, 2003,(83):1387-1403.

[83] Suri RM, Antiel RM, Burkhart HM, et al. Quality of life after early mitral valve repair using conventional and robotic approaches. Ann Thorac Surg, 2012,(93):761-769.

[84] Rodriguez E, Chitwood WR. Robotics in cardiac surgery.

Scand J Surg, 2009,(98):120-124.

[85] Slinger P, Suissa S, Triolet W. Predicting arterial oxygenation during one lung anaesthesia. Can J Anaesth, 1992,(39):1030-1035.

[86] Schwarzkopf K, Klein U, Schreiber T, et al. Oxygenation during one-lung ventilation: The effects of inhaled nitric oxide and increasing levels of inspired fraction of oxygen. Anesth Analg, 2001,(92):842-847.

[87] Marshall BE, Marshall C, Frasch F, et al. Role of hypoxic pulmonary vasoconstriction in pulmonary gas exchange 1: Physiological concepts. Intensive Care Med, 1994,(20):291-297.

[88] Benumof J. Conventional and differential lung management of one-lung ventilation//Anesthesia for Thoracic Surgery, 2nd ed. Philadelphia: Saunders, 1994:413-424.

[89] Brodsky J, Fitzmaurice B. Modern anesthetic techniques for thoracic operations. World J Surg, 2001,(25):162-166.

[90] Cheng W, Fontana GP, De Robertis MA, et al. Is robotic mitral valve repair a reproducible approach? J Thorac Cardiovasc Surg, 2010,(139):628-633.

[91] Vernick WJ, Woo JY. Anesthetic considerations during minimally invasive mitral valve surgery. Semin Cardiothorac Vasc Anesth, 2012,(16):11-24.

[92] Nuttall GA, Cook DJ, Fulgham JR, et al. The relationship between cerebral blood flow and transcranial Doppler blood flow velocity during hypothermic cardiopulmonary bypass in adults. Anesth Analg, 1996,(82):1146-1151.

[93] Apostolakis E, Filos KS, Koletsis E, et al. Lung dysfunction following cardiopulmonary bypass. J Card Surg, 2010,(25):47-55.

[94] Siepe M, Goebel U, Mecklenburg A, et al. Pulsatile pulmonary perfusion during cardiopulmonary bypass reduces the pulmonary inflammatory response. Ann Thorac Surg, 2008,(86):115-122.

[95] Kottenberg-Assenmacher E, Kamler M, Peters J. Minimally invasive endoscopic port-access intracardiac surgery with one lung ventilation: impact on gas exchange and anaesthesia resources. Anaesthesia, 2007,(62):231-238.

[96] Hill GE, Whitten CW, Landers DF. The influence of cardiopulmonary bypass on cytokines and cell-cell communication. J Cardiothorac Vasc Anesth, 1997,(11):367-375.

[97] Shastri KA, Logue GL, Stern MP, et al. Complement activation by heparin-protamine complexes during cardiopulmonary bypass: effect of C4A null allele. J Thorac Cardiovasc Surg, 1997,(114):482-488.

[98] Yadav R, Chaturvedi A, Rath GP, et al. Application of indigenous continuous positive airway pressure during one lung ventilation for thoracic surgery. Saudi J Anaesth, 2011,(5):438-439.

[99] Karzai W, Schwarzkopf K. Hypoxemia during one-lung ventilation prediction, prevention, and treatment. Anesthesiology, 2009,(110):1402-1411.

[100] Gamoso MG, Phillips-Bute B, Landolfo KP, et al. Off-pump versus on-pump coronary artery bypass surgery and postoperative renal dysfunction. Anesth Analg, 2000,(91):1080-1084.

[101] Mourisse J, Booil L. Bispectral index detects period of cerebral hypoperfusion during cardiopulmonary bypass. J Cardiothorac Vasc Anesth, 2003,(17):76-78.

[102] Sebel PS. Central venous system monitoring during open heart surgery: an update. J Cardiothorac Vasc Anesth, 1998,(12):3-8.

[103] Schachner T, Bonaros N, Bonatti J, et al. Near infrared spectroscopy for controlling the quality of distal leg perfusion in remote access cardiopulmonary bypass. Eur J Cardiothorac Surg, 2008,(34):1253-1254.

[104] Sobieski MA, Slaughter MS, Hart DE, et al. Peripheral cardiopulmonary bypass with modified assisted venous drainage and transthoracic aortic crossclamp: optimal management for robotic mitral valve repair. Perfusion, 2003,(18):307-311.

[105] Bonatti J, Garcia J, Rehman A, et al. On-pump beating-heart with axillary artery perfusion: a solution for robotic totally endoscopic coronary artery bypass grafting? Heart Surg Forum, 2009,(12):E131-E133.

[106] Nifong LW, Chitwood WR, Pappas PS, et al. Robotic mitral valve surgery: a United States multicenter trial. J Thorac Cardiovasc Surg, 2005,(129):1395-1404.

[107] Casselman F, Van Slycke S, Wellens F, et al. Mitral valve surgery can now routinely be performed endoscopically. Circulation, 2003,108 (Suppl 1):II48-II54.

[108] Greelish J, Cohn L, Leacche M, et al. Minimally invasive mitral valve repair suggests earlier operations for mitral valve disease. J Thorac Cardiovasc Surg, 2003,(126):365-371.

[109] Muhs B, Galloway A, Lombino M, et al. Arterial injuries from femoral artery cannulation with port access cardiac surgery. Vasc Endovascular Surg, 2005,(39):153-158.

[110] Kiaii B, Bainbridge D, Fernandes P. Surgical, anesthetic, perfusion-related advances in minimal access surgery. Semin Cardiothorac Vasc Anesth, 2007,(11):282-287.

[111] Colangelo N, Torracca L, Lapenna E, et al. Vacuum-assisted venous drainage in extrathoracic cardiopulmonary bypass management during minimally invasive cardiac surgery. Perfusion, 2006,(21):361-365.

[112] Munster K, Anderson U, Mikkelsen J, et al. Vacuum assisted venous drainage(VAVD). Perfusion, 1999,(14):419-423.

[113] Tatooles AJ, Pappas PS, Gordon PJ, et al. Minimally invasive mitral valve repair using the da Vinci robotic system. Ann Thorac Surg, 2004,(77):1978-1984.

[114] Cirri S, Negri L, Babbini M, et al. Haemolysis due to active venous drainage during cardiopulmonary bypass: comparison of two different techniques. Perfusion, 2001,(16):313-318.

[115] Wilcox T, Mitchell S, Gorman D. Venous air in the bypass circuit: a source of arterial line emboli exacerbated by vacuum-assisted drainage. Ann Thorac Surg, 1999,(68):1285-1289.

[116] Almany DK, Sistino JJ. Laboratory evaluation of the limitations of positive pressure safety valves on hardshell venous reservoirs. J Extra Corpor Technol, 2002,(34):115-117.

[117] LaPietra A, Grossi EA, Pua BB, et al. Assisted venous drainage presents risk of undetected air microembolism. J Thorac Cardiovasc Surg, 2000,(120):856-863.

[118] Jones TJ, Deal DD, Vernon JC, et al. Does vacuum-assisted venous drainage increase gaseous microemboli during cardiopulmonary bypass? Ann Thorac Surg, 2002,(74):2132-2137.

[119] Markus H. Transcranial Doppler detection of circulating cerebral emboli. A review. Stroke, 1993,(24):1246-1250.

[120] Mathan HJ, Parlea L, Dupuis JY, et al. Safety of deliberate intraoperative and postoperative hypothermia for patients undergoing coronary artery surgery: a randomized trial. J Thorac Cardiovasc Surg, 2004,(127):1270-1275.

[121] Colangelo N, Torracca L, Lapenna E, et al. Vacuum assisted venous drainage during peripheral cardiopulmonary bypass. Presented at the Eleventh European Congress on Extra-Corporeal Circulation Technology. Orosei, Italy, 8-11 June 2005, abstract book, p31.

[122] Wang S, Undar A. Vacuum-assisted venous drainage and gaseous microemboli in cardiopulmonary bypass. J Extra Corpor Technol, 2008,(40):249-256.

[123] Carrier M, Cyr A, Voisine P, et al. Vacuum-assisted venous drainage does not increase the neurological risk. Heart Surg Forum, 2002,(5):285-288.

[124] Nifong LW, Chitwood WR. Challenges for the anesthesiologist: robotics? Anesth Analg, 2003,(96):1-2.

[125] Reichenspurner H, Detter C, Deuse T, et al. Video and robotic-assisted minimally invasive mitral valve surgery: a comparison of the port-access and transthoracic clamp techniques. Ann Thorac Surg, 2005,(79):485-490.

[126] Mohr FW, Falk V, Diegeler A, et al. Minimally invasive port-access mitral valve surgery. J Thorac Cardiovasc Surg, 1998,(115):567-576.

[127] Gao C, Yang M, Xiao C, et al. Robotically assisted mitral valve replacement. J Thorac Cardiovasc Surg, 2012,(143):S64-67.

[128] Gao C, Yang M, Wang G, et al. Totally endoscopic robotic atrial septal defect repair on the beating heart. Heart Surg Forum, 2010,(13):E155-E158.

[129] Reichenspurner H, Boehm DH, Gulbins H, et al. Three-dimensional video and robot-assisted port-access mitral valve operation. Ann Thorac Surg, 2000,(69):1176-1181.

[130] Wimmer-Greinecker G, Dzemali O, Aybek T, et al. Perfusion strategies for totally endoscopic cardiac surgery. Multimedia Manual of Cardiothoracic surgery 2006, October 9(http://mmcts.ctsnetjournals.org/）.

[131] Goswami S, Nishanian E, and Mets B. Anesthesia for Robotic Surgery//Miller RD, Eriksson LI, Fleisher LA, et al. Miller's Anesthesia. 7th edition. Philadelphia: Churchill Livingstone, 2009:2389-2403.

[132] Jones B, Krueger S, Howell D, et al. Robotic mitral valve repair: a community hospital experience. Tex Heart Inst J, 2005,(32):143-146.

[133] Webb WR, Harrison LH Jr, Helmcke FR, et al. Carbon dioxide field flooding minimizes residual intracardiac

air after open heart operations. Ann Thorac Surg, 1997,(64):1489-1491.

[134] Woo YJ, Nacke EA. Robotic minimally invasive mitral reconstruction yields less blood product transfusion and shorter length of stay. Surgery, 2006,(140):263-267.

[135] Toomasian J, Peters W, Siegel L, et al. Extracorporeal circulation for port-access cardiac surgery. Perfusion, 1997,(12):83-91.

[136] Toomasian J, Williams D, Colvin S, et al. Perfusion during coronary and mitral valve surgery utilizing minimally invasive port-access technology. J Extra-Corporl Technol, 1997,(29):67-72.

[137] Reichenspurner H, Boehm DH, Welz A, et al. Minimally invasive coronary artery bypass grafting: port-access approach versus off-pump techniques. Ann Thorac Surg, 1998,(66):1036-1040.

[138] Kernstine KH, DeArmond DT, ShamounDM, et al. The first series of completely robotic esophagectomies with three-field lymphadenectomy: initial experience. Surg Endosc, 2007,(21):2285-2292.

第3章

术中经食管超声心动图
在机器人心脏手术中的应用

Intraoperative Transesophageal Echocardiography in Robotic Cardiac Surgery

Yao Wang   Changqing Gao

▶ 摘 要

　　机器人心脏外科手术是新型的外科技术，机器人手术通过小切口进行。以往研究证明，术中经食管超声心动图（TEE）在传统心脏外科手术中起重要作用。目前研究证明，在全机器人心脏外科手术中 TEE 同样起重要作用，具体包括：①在心肺体外循环转机前，进一步证实术前诊断，为外科医生选择手术方式提供有价值的参考信息；②建立外周体外循环时，正确引导下、上腔静脉插管及升主动脉腔内心脏停搏液灌注针的放置，避免穿刺相关并发症的发生；③心脏复跳后，即刻评价手术效果，使患者更安全地离开手术室。因此，术中 TEE 在全机器人心脏外科手术中是有价值的诊断手段。

3.1　引　言

　　传统心脏外科手术采用胸部正中切口，该切口可提供手术野的最大暴露，便于显露心脏结构和大血管。随着体外循环、灌注技术、心肌保护、仪器操作及机器人模拟技术的应用，微创二尖瓣修复开始应用于临床。目前，复杂的二尖瓣修复或置换手术、房间隔缺损修补术、心房肿物切除手术可以在全机器人辅助下通过小切口进行。以往研究证明，术中经食管超声心动图 （TEE）在传统心脏外科手术中发挥重要作用[1-4]。目前，

G. Wang, MD • C. Gao, MD (✉)
Department of Cardiovascular Surgery, PLA General Hospital,
No.28 Fuxing Road, Beijing 100853, People's Republic of China
e-mail: gaochq301@yahoo.com

C. Gao (ed.), *Robotic Cardiac Surgery*,
DOI 10.1007/978-94-007-7660-9_3, © Springer Science+Business
Media Dordrecht 2014

术中 TEE 在机器人心脏外科手术中也得到广泛应用[5-14]。以下介绍术中 TEE 在全机器人心脏外科手术中的应用。

3.2　术中 TEE 在全机器人二尖瓣手术中的应用

　　近年来，二尖瓣手术发展迅猛[15-18]。传统二尖瓣修复或二尖瓣置换是通过胸部正中切口进行，该切口可提供手术野的最大暴露。随着体外循环灌注技术、心肌保护、仪器操作及机器人模拟技术的应用，微创二尖瓣手术开始应用于临床[15-17, 19-22]。目前，复杂的二尖瓣修复或置换手术可以在全机器人辅助下通过小切口进行[23-24]。

　　以往研究证明，术中 TEE 在传统二尖瓣修复或二尖瓣置换中是有价值的诊断手段[25-26]。近年的研究表明，术中 TEE 在全机器人二尖瓣修

复或二尖瓣置换中起重要作用[9-10]。

3.2.1 体外循环转机前 TEE 检查

全身麻醉诱导、双腔气管插管及右侧颈内静脉插管后,将经食管探头插入食管中段。体外循环转机前,行系统的 TEE 检查,目的:①评价二尖瓣病理解剖,按照 Carpentier 推荐的方法,从以下方面评价,包括病因、瓣叶病变及瓣叶功能障碍类型等;②明确退行性二尖瓣反流瓣叶脱垂部位[27];③评估血流动力学改变的严重程度[28-29]。

3.2.1.1 分析二尖瓣病理解剖

对于二尖瓣反流患者,应用 TEE 评价导致二尖瓣反流发生的病因、瓣叶病变(瓣叶裂、瓣叶穿孔、腱索冗长、腱索断裂等)、瓣叶功能障碍类型(瓣叶运动正常、瓣叶运动过度、瓣叶运动受限[27])。对于风湿性二尖瓣狭窄患者,进一步明确二尖瓣狭窄的发生机制(瓣叶增厚及钙化、交界融合或腱索融合等)及其相关病变(左心房或左心耳血栓),评价有无伴随的其他心脏病变。

3.2.1.2 识别瓣叶功能障碍确切部位

对于退行性二尖瓣反流患者,评估脱垂瓣叶部位(二尖瓣前、后叶分为 A1、P1、A2、P2 及 A3、P3 共 6 个区域)[27]。

3.2.1.3 评估血流动力学改变的严重程度

评价二尖瓣反流严重程度应结合二维及多普勒超声所见综合评估。特异性指标包括反流束面积、流颈宽度,支持指标包括肺静脉血流频谱、二尖瓣血流频谱、左心房及左心室大小,其他支持指标包括反流容积、反流分数及有效反流口面积。二尖瓣反流严重程度分 3 级:轻度、中度及重度[28]。

评价二尖瓣狭窄严重程度应结合所测舒张期跨二尖瓣口平均压差及二尖瓣口面积。二尖瓣狭窄严重程度分 3 级:轻度、中度及重度。重度二尖瓣狭窄诊断标准:二尖瓣口面积 <1.0cm²,平

均压差 >10mmHg[29]。

3.2.2 TEE 引导下外周体外循环的建立

3.2.2.1 TEE 引导下腔静脉插管

获取食管下段下腔静脉 - 右心房观。经右股静脉置入导丝至右心房,顺导丝插入一下腔静脉插管至下腔静脉 - 右心房交界处下方并退出导丝(图 3-1A)。

3.2.2.2 TEE 引导上腔静脉插管

获取食管中段上、下腔静脉观。经皮经右颈内静脉置入导丝至右心房,顺导丝插入上腔静脉

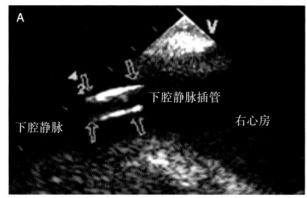

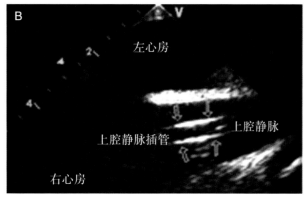

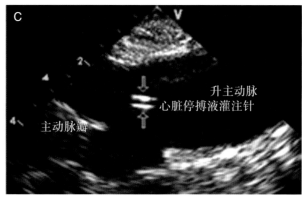

图 3-1 TEE 引导下腔静脉插管(A)、上腔静脉插管(B)及升主动脉内灌注针放置(C)

插管至上腔静脉并退出导丝（图 3-1B）。

3.2.2.3　TEE 引导放置升主动脉内灌注针

获取食管中段主动脉长轴观，经皮于第 2 肋间隙将一心脏停搏液灌注针插入升主动脉，调整其深度使针尖位于升主动脉管腔中央偏后、距主动脉瓣口约 3 cm 处（图 3-1C）。

3.2.3　心脏复跳后 TEE 检查

3.2.3.1　评估二尖瓣修复手术效果

心脏复跳后，应用 TEE 即刻评价二尖瓣修复手术效果，评估有无以下手术相关并发症：①残余二尖瓣反流；②二尖瓣狭窄[30]；③二尖瓣收缩期前向运动（systolic anterior motion, SAM）[31-32]；④ 有无主动脉瓣叶损伤。

3.2.3.2　评估二尖瓣置换手术效果

心脏复跳后，应用 TEE 即刻评价二尖瓣置换手术效果及有无手术相关并发症：①评估人工瓣叶运动；②瓣周漏[33]；③左心室流出道动力性梗阻[34-35]。

3.3　术中 TEE 在全机器人房间隔缺损修补中的应用

房间隔缺损是成人最常见的先天性心脏病之一。房间隔缺损类型包括：继发孔型、原发孔型、上腔静脉窦型、下腔静脉窦型及无顶冠状静脉窦型[36]。目前，房间隔缺损修补术可以在全机器人辅助下通过小切口进行[37]。以往的研究表明，术中 TEE 在房间隔缺损修补传统手术中起重要作用[4]。近年的研究证明，术中 TEE 在全机器人房间隔缺损修补术中同样也发挥了重要作用[5]。

3.3.1　体外循环转机前 TEE 检查

体外循环转机前，应用 TEE：①进一步证实术前诊断；②排除有无合并的影响术式选择的其他病变。

3.3.1.1　证实术前诊断

TEE 是房间隔缺损最主要的影像学诊断工具。应用 TEE 能明确房间隔缺损的类型、数目及大小[38-40]。

3.3.1.2　排除有无合并的其他病变

应用 TEE 进一步明确术前诊断（图 3-2 A）、明确有无房间隔缺损伴随的其他畸形，如肺静脉异位连接、永存左位上腔静脉、肺静脉瓣狭窄及二尖瓣脱垂等[41]。

3.3.2　TEE 引导下外周体外循环的建立

建立外周体外循环时，应用 TEE 引导下、上腔静脉插管及心脏停搏液灌注针放置（方法同 3.2.2）。

3.3.3　心脏复跳后 TEE 检查

心脏复跳后，应用 TEE 即刻评价：①心房水平有无残余分流[42]（图 3-2 B）；②有无手术

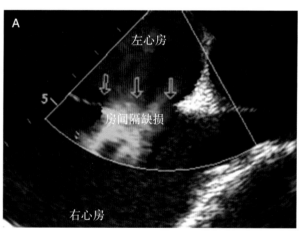

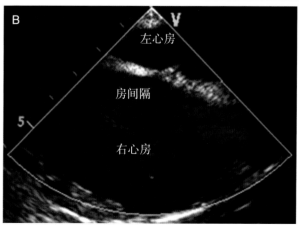

图 3-2　TEE 示房间隔缺损修补术前心房水平左向右分流（A）、术后心房水平无残余分流（B）

相关并发症。

3.4 术中 TEE 在全机器人心房肿瘤切除中的作用

心房黏液瘤是最常见的心脏良性肿瘤，约占成人心脏良性肿瘤的 50%。及时手术切除是治疗心房黏液瘤唯一有效的选择[43]。目前，心房黏液瘤切除术可以在机器人辅助下采用极小的切口进行[44]。以往的研究表明，术中 TEE 在传统心房黏液瘤切除术中发挥重要作用[45-46]。近年的研究证明，术中 TEE 在全机器人心房黏液瘤切除中也具有重要作用[7]。

3.4.1 体外循环转机前 TEE 检查

体外循环转机前，应用 TEE 进一步证实术前诊断；检查心房肿瘤附着部位。

3.4.1.1 证实术前诊断

体外循环转机前，应用 TEE 进一步证实术前诊断；检查心房肿瘤形状、大小及肿瘤活动度[45-46]。

3.4.1.2 明确心房肿瘤附着部位

应用 TEE 进一步明确术前诊断（图 3-3 A）、明确心房肿瘤蒂附着部位、黏液瘤是否影响瓣膜功能，并检查有无其他心脏病变。

3.4.2 TEE 引导下外周体外循环的建立

建立外周体外循环时，应用 TEE 引导下、上腔静脉插管及心脏停搏液灌注针放置（方法同 3.2.2）。

3.4.3 心脏复跳后 TEE 检查

心脏复跳后，应用 TEE 即刻评价肿块是否完整切除及有无手术相关并发症（房间隔及心房壁的完整性、瓣膜功能）[47]（图 3-3 B）。

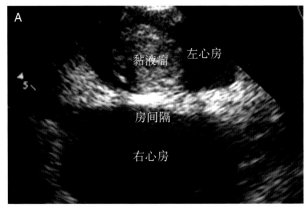

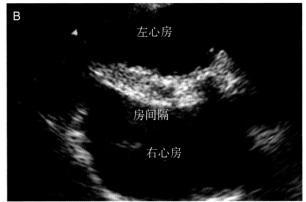

图 3-3　TEE 示左心房黏液瘤术前（A）及切除术后（B）

3.5 总　结

术中 TEE 在全机器人心脏外科中的重要作用：①在体外循环转机前，进一步证实术前诊断，为外科医生选择手术方式提供有价值的参考信息；②建立外周体外循环时，正确引导下、上腔静脉插管及升主动脉腔内心脏停搏液灌注针的放置，避免穿刺相关并发症的发生；③心脏复跳后，即刻评价手术效果，使患者更安全地离开手术室。因此，术中 TEE 在全机器人心脏外科手术中是有价值的诊断手段。

（王瑶　译）

参考文献

[1] Omran AS, Woo A, David TE, et al. Intraoperative transesophageal echocardiography accurately predicts mitral valve anatomy and suitability for repair. J Am Soc

Echocardiogr, 2002,15(9):950-957.

[2] Orihashi K, Matsuura Y, Ishihara H, et al. Some advantages of transesophageal echocardiography during mitral valve replacement. Hiroshima J Med Aci, 1988,37(3): 127-131.

[3] Milano A, Dan M, Bortolotti U. Left atrial myxoma: excision guided by transesophageal cross-sectional echocardiography. Int J Cardiol, 1990,27(1):125-127.

[4] Tempe DK, Sharma S, Banerjee A, et al. The utility of transesophageal echocardiography for detecting residual shunt in a patient undergoing atrial septal defect repair. Anesth Analg, 2007,104(4):777-778.

[5] Wang Yao, Gao Chang qing, Wang Gang, et al. The Importance of Intraoperative Transesophageal Echocardiography in Totally Endoscopic Atrial Septal Defect Repair with Robotic Assistance. Chin J Uhrasonogr; 2008, 17 (6): 461-464.

[6] Wang Yao, Gao Chang qing, Wang Gang, et al. Intraoperative transesophageal echocardiography in robotic perimembranous ventricular septal defect repair. J Sichuan Univ (Med Sci Edi). 2013,44(6): 991-994.

[7] Wang Yao, Gao Chang qing, Wang Gang, et al. Role of intraoperative transesophageal echocardiography in patients undergoing robotic atrial myxoma excision. J Zhejiang Univ (Med Sci), 2013,42(6): 676-679.

[8] Wang Yao, Gao Chang qing, Wang Jia li, et al. The importance of transthoracic and transesophageal echocardiography in robotic mitral valve repair. Chin J Med Ultasound (Electronic Editin). 2010, 7 (11): 28-31.

[9] Wang Yao, Gao Chang qing, Wang Jia li, et al. Intraoperative evaluation of robotic mitra valve repair by transesophageal echocardiography. Chin J Ultrasonogr. 2010, 19 (12): 1013-1015.

[10] Wang Yao, Gao Chang qing, Yang Ming, et al. Intraoperative Transesophageal Echocardiography in Patients Undergoing Robotic Mitra Valve Replacement. J Cent South Univ (Med Sci). 2012, 37(12) :1246-1249.

[11] Wang Yao, Gao Chang qing, Yang Ming, et al. Intraoperative transesophageal echocardiography in robot-assisted minimally invasive cardiac surgery. Chin J Thorac Cardiovasc Surg. 2011, 27(7): 401-403

[12] Wang Y, Gao CQ, Wang Jia-li, et al. The role of intraoperative transesophageal echocardiography in robotic mitral valve repair. Echocardiography, 2011, 28 (1): 85-91.

[13] Wang Y, Gao CQ, Wang Gang, et al. Transesophageal echocardiography guided cannulation for peripheral cardiopulmonary bypass during robotic cardiac surgery. Chin Med J, 2012, 125 (18): 3236-3239.

[14] Wang Y, Wang Gang, Gao CQ, et al. Ultrasound guided cannulation of the internal jugular vein in robotic cardiac surgery. Chin Med J, 2013, 126 (13): 2414-2417.

[15] Navia JL, Cosgrove DM. Minimally invasive mitral valve operations. Ann Thorac Surg, 1996,62(5):1542-1544.

[16] Kaneko Y, Kohno T, Ohtsuka T, et al. Video-assisted observation in mitral valve surgery. J Thorac Cardiovasc

Surg. 1996,111(1):279-80.

[17] Mohr FW, Falk V, Diegeler A, et al. Minimally invasive port-access mitral valve surgery. J Thorac Cardiovasc Surg. 1998,115(3):567-574.

[18] Chitwood WR, Nifong LW, Elbeery JE, et al. Robotic mitral valve repair: Trapezoidal resection and prosthetic annuloplasty with the da Vinci surgical system. J Thorac Cardiovasc Surg. 2000,120(6):1171-1172.

[19] Chitwood WR, Elbeery JR, Chapman WHH, et al. Video-assisted minimally invasive mitral valve surgery. J Thorac Cardiovasc Surg. 1997,114(5):773-780.

[20] Falk V, Walther T, Autschbach R, et al. Robot-assisted minimally invasive solo mitral valve operation. J Thorac Cardiovasc Surg. 1998,115(2):470-471.

[21] Felger JE, Chitwood R, Nifong LW, et al. Evolution of mitral valve surgery: Toward a totally endoscopic approach. Ann Thorac Surg, 2001,72(4):1203-1208.

[22] Mohr FW, Falk V, Diegeler A, et al. Computer-enhanced "robotic" cardiac surgery: Experience in 148 patients. J Thorac Cardiovasc Surg. 2001,121(5):842-853.

[23] Mehmanesh H, Henze R, Lange R. Totally endoscopic mitral valve repair. J Thorac Cardiovasc Surg. 2002,123(1):96-97.

[24] Cao CQ, Yang M, Xiao C, et al. Robotically assisted mitral valve replacement. J Thorac Cardiovasc Surg. 2012,143(4):S64-67.

[25] Freeman WK, Schaff HV, Khandheria BK, et al. Intraoperative evaluation of mitral valve regurgitation and repair by transesophageal echocardiography: incidence and significance of systolic anterior motion. J Am Coll Cardiol, 1992,20(3):599-609.

[26] Reichert SL, Visser CA, Moulijn AC, et al. Intraoperative transesophageal color-coded Doppler echocardiography for evaluation of residual regurgitation after mitral valve repair. J Thorac Cardiovasc Surg. 1990,100(5):765-761.

[27] Wang Yao, Gao Chang qing, Shen Yan Song, et al. Live three-dimensional and two-dimensional transesophageal echocardiography for evaluating functional anatomy of mitral regurgitation: A comparative study. J South Med Univ. 2011, 31 (11): 1882-1884.

[28] Zoghbi WA, Enriquez-Sarano M, Foster E, et al. Recommendations for evaluation of the severity of native valvular regurgitation with two-dimensional and Doppler echocardiography. J Am Soc Echocardiogr, 2003,16(7):777-802.

[29] Baumgartner H, Hung J, Bermejo J, et al. Echocardiographic Assessment of Valve Stenosis: EAE/ ASE Recommendations for Clinical Practice. J Am Soc Echocardiogr, 2009,22(1):1-23.

[30] Riegel AK, Busch R, Segal S, et al. Evaluation of transmitral pressure gradients in the intraoperative echocardiographic diagnosis of mitral stenosis after mitral valve repair. PloS one, 2011,6(11):e26559.

[31] Lopez JA, Schnee M, Gaos CM, et al. Left ventricular

outflow tract obstruction and hemolytic anemia after mitral valve repair with a Duran ring. Ann Thorac Surg, 1994,58(3):876-878.

[32] Mascagni R, Al Attar N, Lamarra M, et al. Edge-to-edge technique to treat post-mitral valve repair systolic anterior motion and left ventricular outflow tract obstruction. Ann Thorac Surg, 2005,79(2):471-474.

[33] Karthik S, Sundar S, Lerner A, et al. Intraoperative assessment of perivalvular mitral regurgitation: Utility of three-dimensional-echocardiography. J Cardiothorac Vasc Anesth, 2008,22(3):431-434.

[34] De Canniere D, Jansens JL, Unger P, et al. Left ventricular outflow tract obstruction after mitral valve replacement. Ann Thorac Surg, 1997,64(6):1805-1806.

[35] Come PC, Riley MF, Weintraub RM, et al. Dynamic left ventricular outflow tract obstruction when the anterior leaflet is retained at prosthetic mitral valve replacement. Ann Thorac Surg, 1987,43(5):1805-1806.

[36] Baumgartner H, Bonhoeffer P, De Groot NMS, et al. ESC Guidelines for the management of grown-up congenital heart disease (new version 2010). Eur Heart J, 2010,31(23):2915-2957.

[37] Gao CQ, Yang M, Wang G, et al. Totally Endoscopic Robotic Atrial Septal Defect Repair on the Beating Heart. Heart Surg Forum, 2010,13(3):E155-158.

[38] Warnes CA, Williams RG, Bashore TM, et al. ACC/ AHA 2008 Guidelines for the Management of Adults With Congenital Heart Disease. J Am Coll Cardiol, 2008,52(23):e143-263.

[39] Franke A, Kuhl HP, Rulands D, et al. Quantitative analysis of the morphology of secundum-type atrial septal defects and their dynamic change using transesophageal three-dimensional echocardiography. Circulation 1997,96(9):II-3323-3327.

[40] Kronzon I, Tunick PA, Freedberg RS, et al. Transesophageal echocardiography is superior to transthoracic echocardiography in the diagnosis of sinus venosus atrial septal defect. J Am Coll Cardiol, 1991,17(2):537-542.

[41] Hausmann D, Daniel WG, Mugge A, et al. Value of transesophageal color Doppler echocardiography for detection of different types of atrial septal defect in adults. J Am Soc Echocardiogr,1992,5(5):481-488.

[42] Unver S, Karadeniz U, Yamak B, et al. Utility of intraoperative transesophageal echocardiography in an atrial septal defect operation. J Cardiothorac Vasc Anesth, 2006,20(1):90-93.

[43] Dein JR, Frist WH, Stinson EB, et al. Primary cardiac neoplasms. Early and late results of surgical treatment in 42 patients. J Thorac Cardiovasc Surg. 1987,93(4):502-511.

[44] Gao CQ, Yang M, Wang G, et al. Excision of atrial myxoma using robotic technology. J Thorac Cardiovasc Surg. 2010,139(5):1282-1285.

[45] Aru GM, Falchi S, Cardu G, et al. The role of transesophageal echocardiography in the monitoring of cardiac mass removal: a review of 17 cases. J Card Surg, 1993,8(5):554-547.

[46] Dujardin KS, Click RL, Oh JK. The role of intraoperative transesophageal echocardiography in patients undergoing cardiac mass removal. J Am Soc Echocardiogr, 2000,13(12):1080-1083.

[47] Pineda AM, Santana O, Zamora C, et al. Outcomes of a minimally invasive approach compared with median sternotomy for the excision of benign cardiac masses. Ann Thorac Surg, 2011,91(5):1440-1444.

第**4**章

机器人心脏手术的体外循环建立

Peripheral Cardiopulmonary Bypass Establishment for Robotic Cardiac Surgery

Cangsong Xiao Changqing Gao

摘 要

常规心脏手术需要胸骨正中切口，通过升主动脉、上腔静脉和下腔静脉中心插管建立体外循环。外周体外循环和球囊主动脉内阻断是机器人微创心脏手术中常规应用的技术之一。特别是外周体外循环是机器人微创心脏手术的必要条件。标准的外周体外循环包括颈内静脉及股动、静脉插管。本章主要介绍机器人心脏手术时外周体外循环的建立和特点。

常规心脏手术需要胸骨正中切口，通过升主动脉、上腔静脉和下腔静脉中心插管建立体外循环（cardiopulmonary bypass，CPB）。而机器人心脏手术由于只通过胸部的几个小孔完成手术，无法按常规方法建立体外循环，只能通过外周血管插管建立[1-3]。应用球囊导管阻断主动脉的窗式入路心脏外科技术适用于微创机器人二尖瓣手术，并被一些专家大力提倡[4-7]。然而，该项技术的不足之处在于手术过程中球囊有可能发生上下位移，导致球囊闭塞无名动脉并影响脑血流。因此，采用股动脉插管进行动脉供血，股静脉插管进行静脉引流，经侧胸壁戳孔后使用 Chitwood 钳阻断升主动脉的非闭式外周体外循环技术可以更合理地规避这一不足。此外，Reichenspurner 及其同事证明球囊导管阻断主动脉技术可增加二

尖瓣手术的并发症、手术花费及主动脉阻断和手术时间[8]。在这方面，北京解放军总医院目前常规应用非闭式外周体外循环技术完成机器人心脏手术。非闭式外周体外循环建立的标准程序包括采用股动脉插管进行动脉供血，股静脉及颈内静脉插管进行静脉引流，经侧胸壁第 4 肋间隙戳孔后使用 Chitwood 钳阻断升主动脉。心肌保护是通过第 2 肋间隙插入升主动脉停搏液管正向灌注心肌停搏液实现的。

4.1 外周体外循环建立的术前准备

对机器人心脏手术患者的术前评估包括是否为适合机器人治疗的心脏病变、患者的一般条件及周围动静脉情况。关于外周体外循环的建立，应关注右颈内静脉和双侧股动、静脉的超声检查。对于年轻患者，采用超声检查周围血管的情况已经足够；但是对于 60 岁以上的患者，三维 CT 血管造影是进一步评估髂动脉和腹主动脉所必需的，可用以排除患者明显的动脉粥样硬化性狭窄或动脉迂曲（图 4-1）。对于超过 50 岁的患者，

C. Xiao, MD • C. Gao, MD (✉)
Department of Cardiovascular Surgery, PLA General Hospital,
No.28 Fuxing Road, Beijing 100853, People's Republic of China
e-mail: gaochq301@yahoo.com

C. Gao (ed.), *Robotic Cardiac Surgery*,
DOI 10.1007/978-94-007-7660-9_4, © Springer Science+Business
Media Dordrecht 2014

常规进行冠状动脉造影。小于 50 岁且有动脉粥样硬化危险因素的患者，可用三维 CT 血管造影来评估冠状动脉（图 4-2）。右侧股动、静脉是插管的首选，因此，右侧股动脉不用于血管造影，以避免局部血肿造成插管困难。对于既往有腹部手术史，如肾脏手术者，磁共振成像也许对于下腔静脉狭窄的排除是必要的。

4.2 外周体外循环建立的管道准备

外周体外循环管道在北京解放军总医院是特别制备的。静脉导管有两个分叉，一个比另一个短得多，这样插管完毕后两个管道可以恰当地摆放在手术台上（图 4-3）。股动、静脉插管的型号大小根据患者的身高和体重来选择。外科医生的经验也是影响插管选择的重要因素。到目前为止，在解放军总医院，颈内静脉插管常规采用 15F 插管，可保证充分引流。股静脉插管更多选

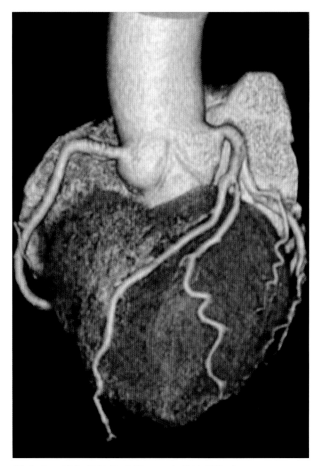

图 4-2　冠状动脉的三维 CT 血管造影检查

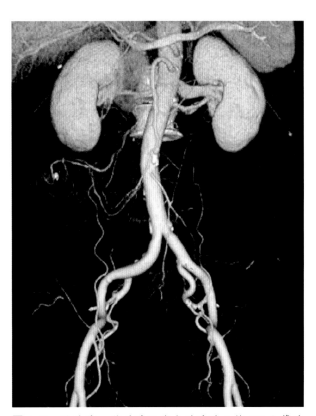

图 4-1　股动脉-髂动脉及腹主动脉的三维 CT 血管造影检查

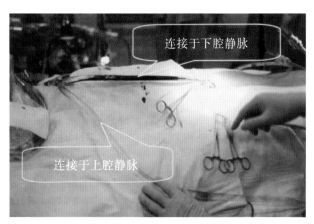

连接于下腔静脉

连接于上腔静脉

图 4-3　体外循环静脉管道

择 23F 插管，21F 动脉插管对于体重 80 kg 的患者来说已足够。在解放军总医院接受机器人心脏手术的患者中，体重最轻的为 29 kg，使用的动脉插管是 17F。

4.3　外周体外循环建立技术

术中经食管超声心动图（TEE）在建立外周体外循环的静脉插管中扮演重要角色，超声引导下对于颈内静脉和股静脉插管的精确定位至关重要，两者都汇入右心房。在全身麻醉及双腔气管插管后，首先由麻醉师在超声引导下预留一个 15F 的静脉导管（图 4-4）并注入肝素抗凝（图 4-5）。经皮穿刺部位是锁骨上仅 10 mm 处。颈内静脉的穿刺应在超声引导下且在静脉的前正中，以确保随后 15F 套管可以顺利送入。另

一个 7F 双腔导管更偏向头侧置入（图 4-6）。

4.4　股动、静脉的显露

患者体位如上文所述，然后消毒铺单。采用右侧腹股沟皱褶上方 2 cm 横切口显露股动、静脉。两支血管应在股管之下而不是之上解剖。这一策略可以避免损伤股管内的结构，且不会减小腹壁的张力，因为解剖平面位于股管下缘，而不是之内（图 4-7）。用 5-0 聚丙烯缝线预留荷包于股静脉前壁。在股动、静脉周围分别留置两个套管（图 4-8）。

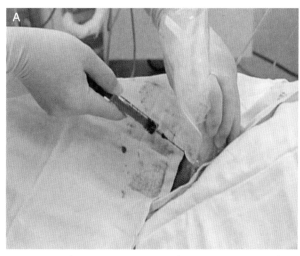
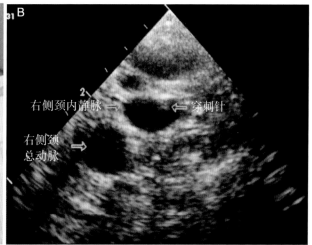

图 4-4　超声引导下的颈内静脉穿刺。A. 颈内静脉穿刺。B. 超声像

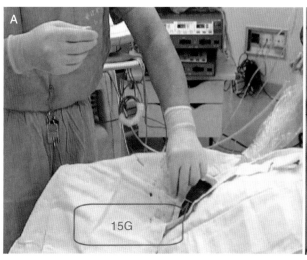
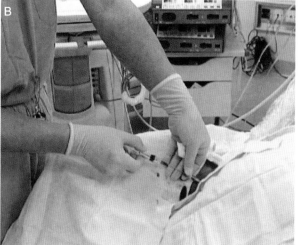

图 4-5　A.15G 导管预置于锁骨上 10mm。B. 肝素抗凝

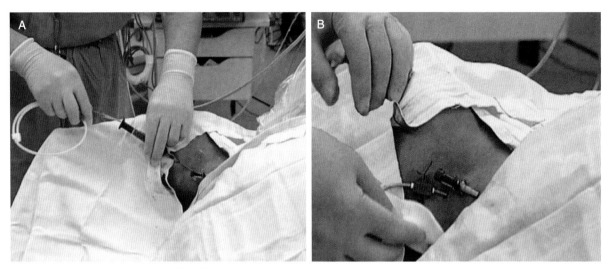

图 4-6　颈内静脉置入 7F 双腔静脉导管

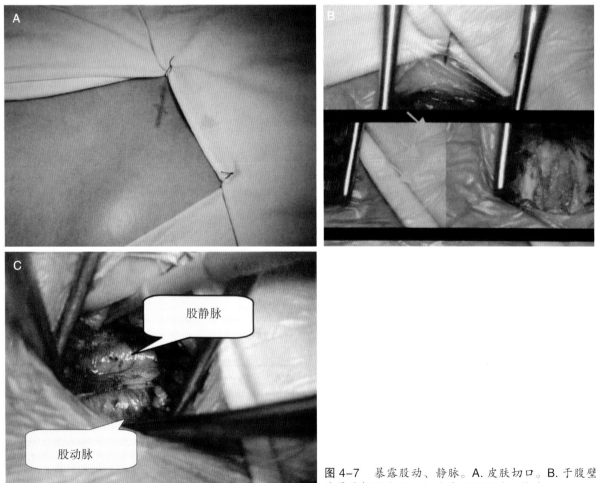

图 4-7　暴露股动、静脉。A.皮肤切口。B.于腹壁下缘暴露解剖平面。C.分离右侧股动、静脉

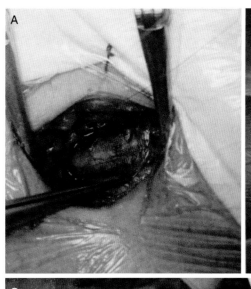
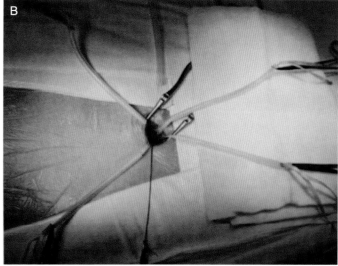
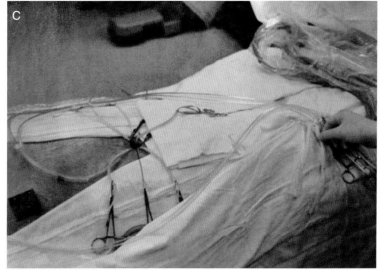

图 4-8 A.右侧股静脉置荷包缝合线。
B、C.股动、静脉上下套带

4.5 股动脉插管

全身肝素化（300 U/kg）后，股动脉两侧用两个血管钳夹紧，两血管钳之间做横切口并采用 Seldinger 导丝法插入动脉插管。首先插入套管内预先放置的导丝，导丝送入时应没有任何阻力。其次沿导丝送入动脉插管。助手握紧插管末端使头端便于插入。主刀医生把持头端沿导丝小心送入动脉深度至少 10 cm。然后收紧股动脉套管并撤出导丝，助手钳夹导管。让动脉喷血排气并检查动脉血流情况。插管连接到体外循环的动脉导管并由两个荷包缝线收紧固定（图 4-9）。

4.6 股静脉到右心房的插管

在完成动脉插管后，置入经食管超声探头，观察下腔静脉，引导静脉插管。轻微提起股静脉两侧套管并于荷包内做一个小切口。用蚊钳扩张切口以便插入静脉插管。在超声引导下将 Seldinger 导丝送入右心房，接着插入静脉导管。静脉导管尖端位于右心房的中部。切记仔细观察插管穿过右心房进入上腔静脉的情况。收紧套管，随后连接到体外循环的静脉导管。钳子松开之前，体外循环分叉静脉管道的另一端必须夹紧，以防止出血（图 4-10）。

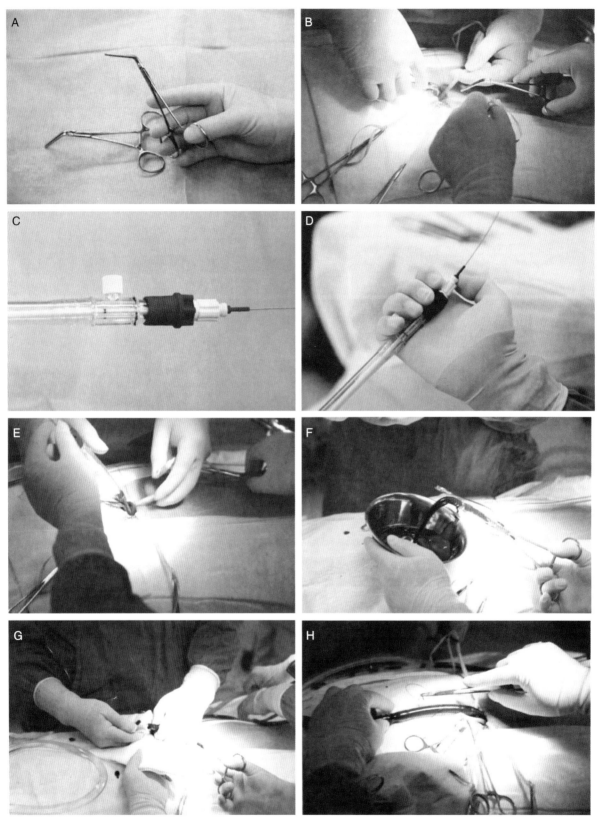

图 4-9　采用 Seldinger 导丝法行股动脉插管。A. 股动脉阻断钳。B. 阻断右侧股动脉。C. 股动脉插管末端。D. 助手手握导管末端，协助插入股动脉。E. 插入股动脉。F. 脱气并检查血流。G. 股动脉插管连接于体外循环动脉管道。H. 固定股动脉插管

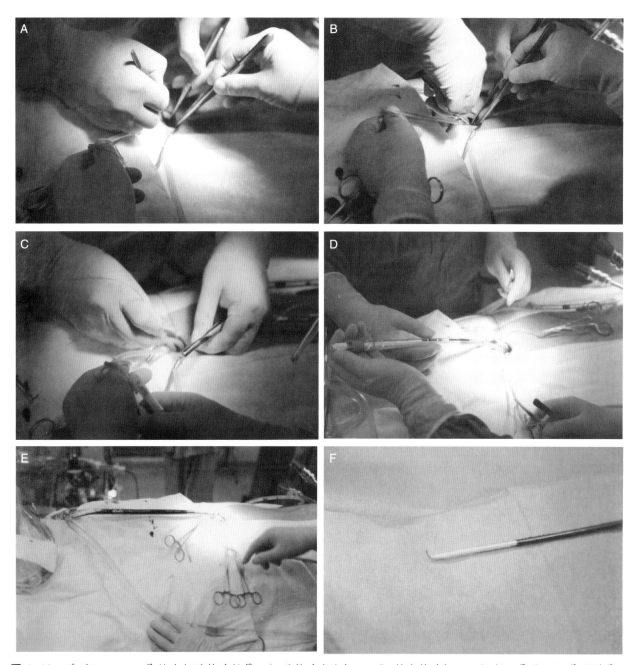

图 4-10　采用 Seldinger 导丝法行股静脉插管。A. 股静脉上小切口。B. 扩张静脉切口。C. 插入导丝。D. 导丝引导下插入静脉导管。E. 静脉导管连接于体外循环。F. 股静脉插管顶端

4.7　颈内静脉到右心房的插管

股静脉插管后置入右侧颈内静脉插管。Seldinger 导丝首先通过此前预留的静脉导管送入右心房。拔除预留导管并留置导丝。助理用左手按住颈静脉防止出血并用左手拇指和食指捏住导丝以防止无意中拔除导丝。用刀片切开皮肤并用蚊钳尖端扩大开口。两种不同直径的扩张鞘分别通过导丝送入上腔静脉建立通道以方便 15F 插管沿导丝送入。撤出第二次扩张鞘后，经 TEE 引导下把插管沿导丝送入右心房。助手应握持插管末端以帮助主刀医生由穿刺点沿导丝送入静脉插管并进入右心房。插管连接至另一个静脉管道并固定（图 4-11）。此刻，机器人心脏手术的外周体外循环建立完成。

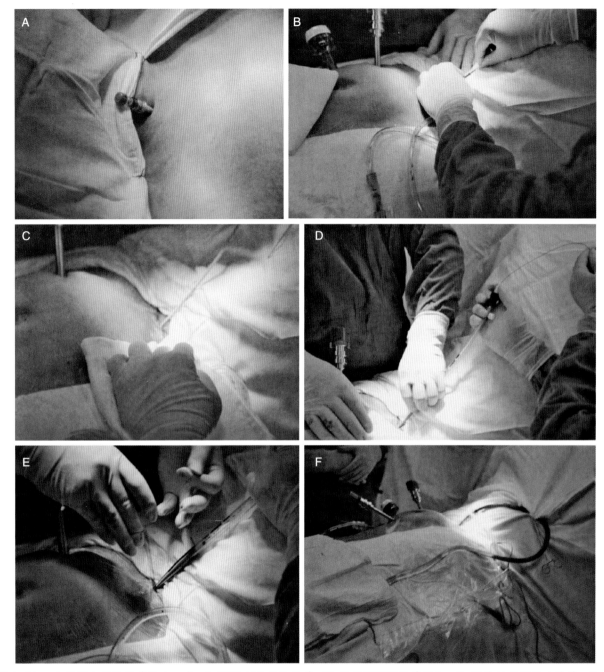

图 4-11　右侧颈内静脉插管至右心房。A.预置 15G 静脉导管。B.导丝经预置导管置入。C.经导丝放置扩皮导管。D.导丝引导下放置颈内静脉插管。E.固定静脉插管。F.固定体外循环静脉导管

4.8　顺行心脏停搏液灌注技巧

在第 4 肋间隙放置 Chitwood 钳，并紧邻工作区域的下方。床旁医生必须双手紧握 Chitwood 钳手柄缓慢向前移动钳子。在灌注师的控制下，当灌注流量减少且血压降低时，在控制台医生的

指导下仔细打开 Chitwood 钳。Chitwood 钳的下端一定不能夹住肺动脉主干和右肺动脉，以防止损伤血管（图 4-12）。作者所在医院常规使用 14G 导管作为心脏停搏液灌注导管。由器械护士在导管尖端 4 mm 处做一个侧孔（图 4-13）。导管通常从第 2 肋间隙斜行插入，在预留荷包上方约 3cm。然后灌注停搏液冲洗导管排气预防栓

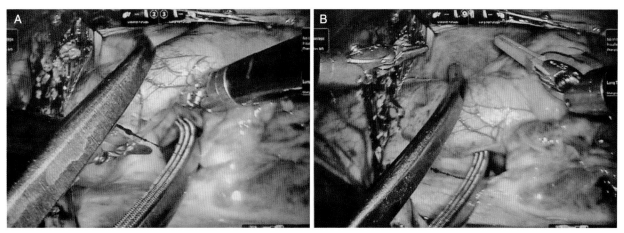

图 4-12　A. Chitwood 阻断钳经第 4 肋间隙工作孔下方置入。B. 避免阻断钳的下方损伤肺动脉主干及右肺动脉

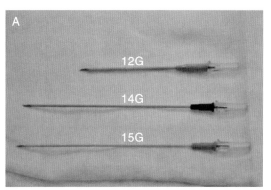

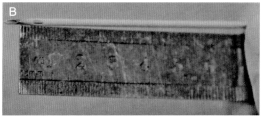

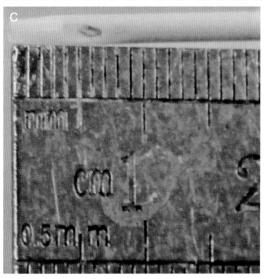

图 4-13　A.14G 静脉导管用于升主动脉穿刺并灌注停搏液。B. 停搏液灌注针上的侧孔。C. 侧孔距灌注针尖端 4mm

塞（图 4-14）。控制台的医生握持导管穿刺升主动脉，床旁医生必须密切配合。当导管顶端插进主动脉壁约 1 cm 后，床旁医生撤回内针。此刻随着导管的插入，必须通过 TEE 来确定导管尖端的位置。恰当的导管位置是尖端接近主动脉后壁（图 4-15）。导管固定于胸壁。应高度警惕防止损伤主动脉壁或主动脉瓣，因为此时导管尖端距离主动脉壁非常近。手术期间导管无意识地向前移位也是有风险的。钳夹阻断主动脉时应与开胸心脏手术一样小心。夹闭前，减少灌注流量并缓慢钳夹主动脉。TEE 持续监测停搏液灌注情况（图 4-16）。再次确认导管尖端位于主动脉内。有时，TEE 会发现主动脉瓣反流，这时调整导管深度可以纠正反流。完成所有步骤及缝合心脏切口后，缓慢松开阻断钳，心脏复跳。灌注导管可用于排气。手术效果由 TEE 进行评价。主动脉穿刺点用 Gore-Tex 缝线行荷包缝合。在减少灌注流量的同时，自主动脉拔除导管并收紧荷包（图 4-17）。常规停机。

4.9　体外循环结束后插管拔除

体外循环结束后，通过 TEE 评价手术效果。拔除体外循环导管后给予鱼精蛋白静脉滴入，使全血激活凝血时间（activated blood clotting time, ACT）回归基础值。通常先撤除股静脉插管。拔

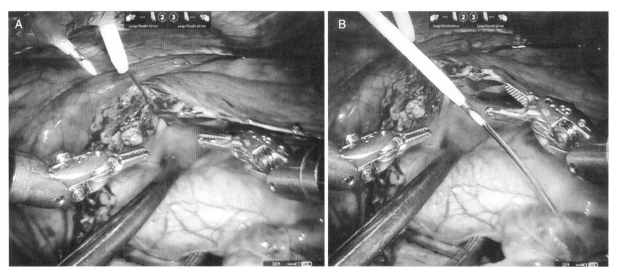

图 4-14　A.灌注针经右侧胸壁第 2 肋间隙刺入。B.灌注停搏液冲洗管腔内可能的组织碎片

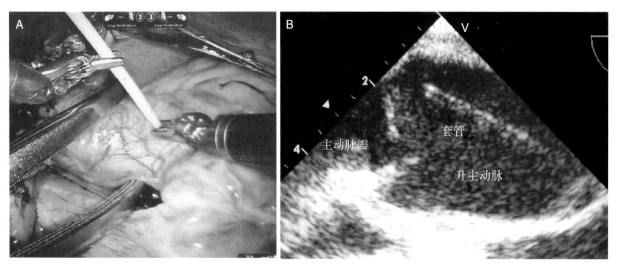

图 4-15　A.经升主动脉前壁穿刺。B.TEE 监测停搏液针穿刺深度,使停搏液针尖端靠近主动脉后壁

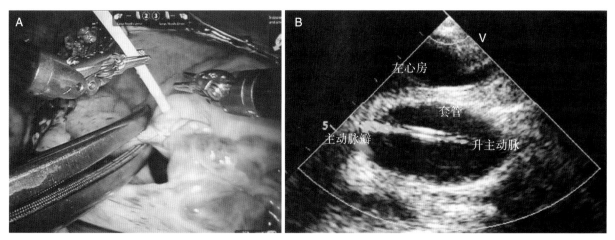

图 4-16　A.阻断升主动脉。B.灌注液灌注过程中,监测停搏液灌注情况,保持主动脉瓣处于关闭状态

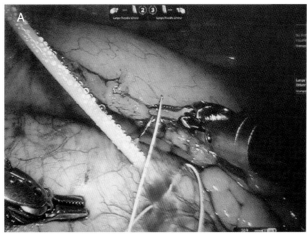

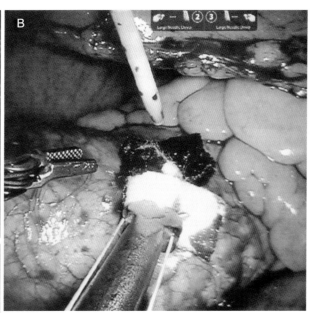

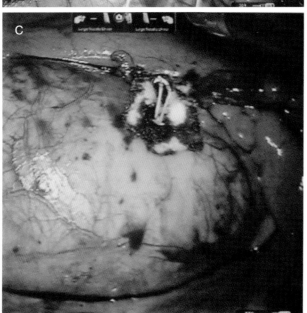

图 4-17　停止体外循环后，带垫片缝合升主动脉穿刺点。A. 停搏液针旁荷包缝合。B. 助手利用打结器打结。C. 缝合线打结完毕

除导管的同时收紧荷包以防止出血。在拔除导管时必须非常小心。在撤除股静脉插管之前应该夹闭连接右颈内静脉的插管以防止出血。拔除股动脉插管时必须更加小心。远端套管松开的同时保证动脉被牢固夹闭。在夹闭完好的情况下松开近端套管并保持其在原位。这些准备工作完成后，轻轻拉动近端套管并缓慢拔除导管，立即收紧动脉。适当调整两个夹闭钳的相对位置，以便为随后的动脉修复术提供更多空间。应适当缝合切开部位动脉壁两侧的缝隙。由于插管的原因，近端动脉的切口总是大于远端，后壁也可能有损伤，这要求很高的缝合技术。使用一根 6-0 聚丙烯线均匀缝合，使动脉切开部位的两个边缘对接完整。

缝线不必收太紧避免造成动脉狭窄。拔除右颈内静脉插管后，静脉穿刺部位应至少压迫 10 min 进行止血，并缝合好皮肤切口。

4.10　结　果

目前为止，解放军总医院已成功完成了 800 余例全机器人手术，其中包括近 300 例体外循环下冠状动脉旁路移植手术[9-11]。只有 1 例马方综合征成年患者由于下腔静脉和双侧髂静脉狭窄导致静脉插管失败，最终转为开胸手术。术后早期有 5 例患者发生外周血管插管处周围血栓。3 例患者出现股静脉血栓，给予华法林治疗

后血栓消失。2 例患者发生股动脉血栓，后进行了血栓清除。我们认为发生血栓的原因是先前为了预防出血，在插管处按压所致。后来我们意识到这种插管处的压迫是没有必要的，故停止了这种做法。基于以上学习曲线，我们将术后 3 个月内每日给予患者 100 mg 阿司匹林作为预防血栓的常规。所有手术均通过 14 G 停搏液灌注管进行顺行灌注提供最优的心肌保护。由于较好地应用了主动脉阻断技术，无肺动脉损伤的发生。

（尚　亮　肖苍松　译）

参考文献

[1] Modi P, Rodriguez E, Chitwood WR. Robot assisted cardiac surgery. Interact Cardiovasc Thorac Surg, 2009, 9(3):500-505.

[2] Kypson AP, Chitwood WR. The use of robotics in cardiovascular surgery. Future Cardiol, 2005, 1 (4):61-67.

[3] Chitwood WR. Current status of endoscopic and robotic mitral valve surgery. Ann Thorac Surg, 2005, 79:S2248-53S2253.

[4] Vanermen H, Farhat F, Wellens F, et al. Minimally invasive video assisted mitral valve surgery: from Port-Access towards a totally endoscopic procedure. J Card Surg, 2000, 15:51.

[5] Vanermen H, Wellens F, De Geest R, et al. Video-assisted Port-Access mitral valve surgery: from debut to routine surgery. Will Trocar-Port-Access cardiac surgery ultimately lead to robotic cardiac surgery? Semin Thorac Cardiovasc Surg, 1999, 1 1:223.

[6] Murphy D, Miller JS, Langford DA, et al. Endoscopic robotic mitral valve surgery. J Thorac Cardiovasc Surg, 2006, 132:776.

[7] Colvin SB, Galloway AC, Ribakove G, et al. Port-Access mitral valve surgery: summary of results. J Card Surg, 1998, 13:286.

[8] Reichenspurner H, Detter C, Deuse T, et al. Video and robotic-assisted minimally invasive mitral valve surgery: a comparison of the Port-Access and transthoracic clamp techniques. Ann Thorac Surg, 2005, 79:485, discussion 490.

[9] Gao C, Yang M, Wang G, et al. Totally robotic resection of myxoma and atrial septal defect repair. Interact Cardiovasc ThoracSurg, 2008, 7(6):947-950.

[10] Gao C, Yang M, Wang G, et al. Totally endoscopic robotic atrial septal defect repair on the beating heart. Heart Surg Forum, 2010, 13(3):E155-E158.

[11] Gao C, Yang M, Wang G, et al. Totally endoscopic robotic ventricular septal defect repair. Innovations (Phila), 2010, 5(4):278-280.

第 5 章

机器人先天性心脏病手术矫治
Robotic Surgery in Congenital Heart Diseases

Changqing Gao Ming Yang

▶ 摘　要

　　小切口手术可以缩短术后恢复时间，并取得良好的美容效果。20 世纪 90 年代后期，由于外周体外循环及主动脉内阻断技术的发展，小切口腔镜手术得以发展。在传统的胸腔镜手术中，长柄器械自由度有限，当涉及组织重建的复杂操作，例如缝合和打结时，特别是在张力条件下，有一定的局限性。机器人手术器械具有这些复杂操作所需的灵活性，因此即使在儿童身上也能够确保完成部分先天性心脏病的腔镜下修复。目前，机器人微创心脏手术仍然局限于通过右心房完成的大部分心内修复，例如房间隔缺损、室间隔缺损或心内膜垫缺损的修补，以及房室瓣膜的修复或置换。本章介绍了机器人手术系统在先天性心脏病矫治术中的应用。

5.1　机器人房间隔缺损修补术

　　成人房间隔缺损修补术已有 50 多年历史。Lewis 和 Taufic 在 1953 年成功完成了第一例房间隔缺损修补[1]。从那时起，开胸房间隔缺损修补成为一种安全有效的方法，并发症和死亡率较低[2-3]。目前，心脏手术的所有领域对微创术式的兴趣均日益增长。近年来，通过正中胸部切口进行的传统房间隔缺损修补术正在被逐步发展的微创技术超越。同时，介入心脏病专家发展了各种不同的经皮导管技术修补房间隔缺损中的小缺损和卵圆孔未闭[4-5]。虽然导管介入技术偶尔会发生严重并发症，但它进一步减轻了手术创伤并减少了住院时间[6]。导管介入方法的成功率取决于缺损的大小和形状。因此毫无疑问，外科手术依然是房间隔缺损治疗的一种选择。随着外周体外循环技术的发展和主动脉内阻断技术的应用，皮肤切口可以进一步缩小[7-9]。机器人辅助手术的临床应用最终将使全腔镜微创手术成为可能。

　　机器人手术系统由具有多个运动维度的小型外科器械组成，结合后能够提供真正三维、高倍放大显示的双内镜摄像头。在机器人手术系统辅助下，外科医生可以通过微小切口完成很多复杂的心内手术，如房间隔缺损修补、冠状动脉旁路移植和二尖瓣修复或置换。2001 年 Torracca 及其同事[10]首次报道了机器人房间隔缺损修补术，其他作者[11-13]随后也报道了各自的经验。国内首例机器人房间隔缺损修补术于 2007 年 1 月 15 日在北京解放军总医院完成[14]。

C. Gao, MD (✉) • M. Yang, MD
Department of Cardiovascular Surgery, PLA General Hospital,
No.28 Fuxing Road, Beijing 100853, People's Republic of China
e-mail: gaochq301@yahoo.com

C. Gao (ed.), *Robotic Cardiac Surgery*,
DOI 10.1007/978-94-007-7660-9_5, © Springer Science+Business
Media Dordrecht 2014

5.1.1 麻醉、体位和体外循环的建立

标准技术诱导麻醉，插入双腔气管插管后左侧单肺通气，使用纤维支气管镜检查插管的位置（图 5-1），放置经食管超声心动图（TEE）探头（图 5-2）。将中心静脉导管和 15G 静脉引流管经皮插入右侧颈内静脉（图 5-3、图 5-4）。体外除颤电极板放置于心脏最大长径处。患者右侧胸部抬高约 30°，右臂半垂于侧面（图 5-5）。全身肝素化（300 U/kg）后，在 Seldinger 导丝和 TEE 引导下通过右侧腹股沟 2cm 横行切口（图 5-6）行股动脉（18~20F）和股静脉（21~23F）插管。静脉引流通过颈静脉和股静脉插管实现（图 5-7）[14]。

5.1.2 心脏停搏下的手术技术 [14]

5.1.2.1 心脏停搏下机器人房间隔缺损修补术

左肺单肺通气后，于第 4 肋间隙将 12mm 内镜套管置于右侧胸腔中。胸腔内 CO_2 充气，并插

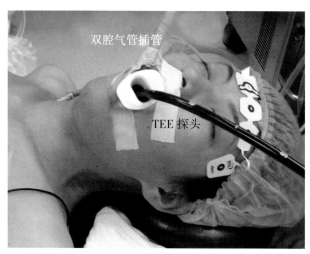

图 5-2　放置经食管超声心动图（TEE）探头

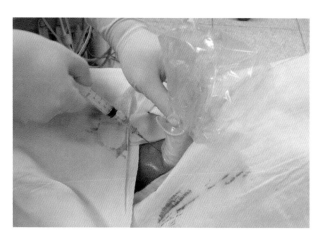

图 5-3　TEE 引导下颈内静脉置管

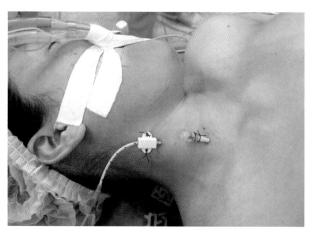

图 5-4　中心静脉导管和颈内静脉引流管

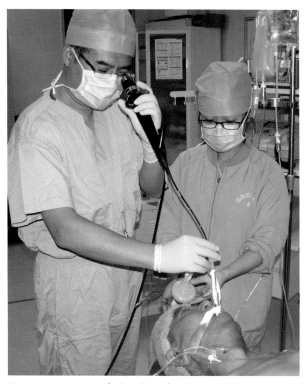

图 5-1　纤维支气管镜检查插管深度

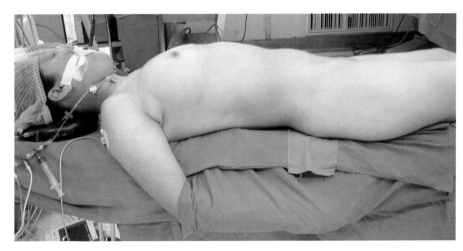

图 5-5 患者的体位

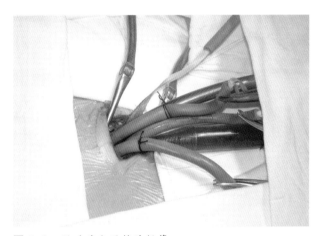

图 5-6 股动脉和股静脉插管

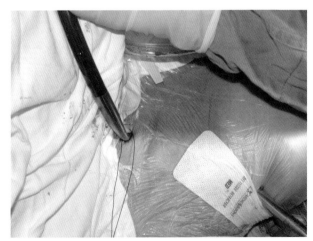

图 5-7 右侧颈内静脉插管

入 30° 内镜。在同一肋间隙内镜孔下方 3cm 左右，做一 1.5~2.0cm 切口作为工作孔。此外，在第 2、第 6 肋间隙分别做一 8mm 切口，插入左、右机械臂。右机械臂通常位于第 6 肋间隙工作孔

外侧 4~6cm 处。根据患者的肋骨方向和肋间隙，第四臂套管置于锁骨中线第 4 或第 5 肋间隙[14]。两个 16F 血管导管分别插入第 6 和第 4 肋间隙作为心包悬吊缝线的位置（图 5-8、图 5-9）。

胸腔内手术以机器人心包切开并缝线悬吊心包开始。在膈神经前方纵行切开心包（图 5-10）。向上延长切口暴露上腔静脉，向下延长切口至膈肌暴露下腔静脉。心包悬吊线置于心包右侧（图 5-11）。第三心包悬吊线通过前胸（16Ga Angio）置于心包的左上侧以暴露主动脉（图 5-12）。

分离腔静脉和肺静脉之间的区域（图 5-13、图 5-14）。阻断带置于上、下腔静脉周围（图 5-15、图 5-16）。经腋中线第 4 肋间隙用 Chitwood 钳阻断升主动脉（图 5-17、图 5-18）。经前胸（第 2

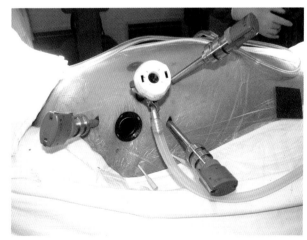

图 5-8 打孔位置

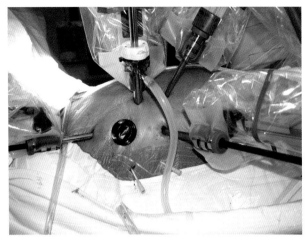

图 5-9 患者同机器人系统机器臂连接

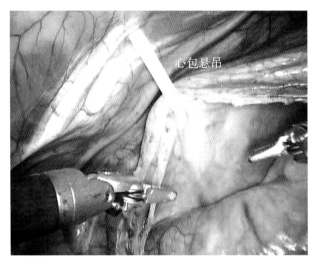

心包悬吊

图 5-12 心包切口左侧悬吊以暴露升主动脉

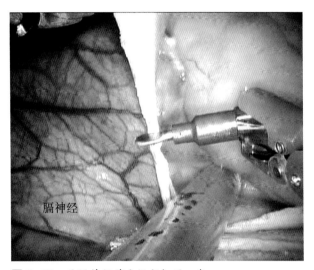

膈神经

图 5-10 于膈神经前方纵行切开心包

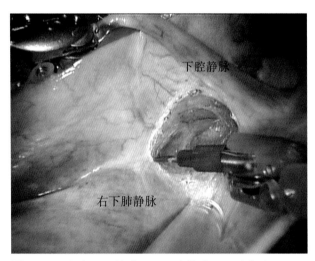

下腔静脉

右下肺静脉

图 5-13 分离下腔静脉和右下肺静脉之间的空隙

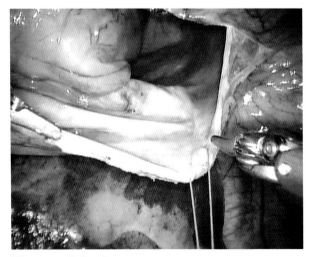

图 5-11 悬吊心包

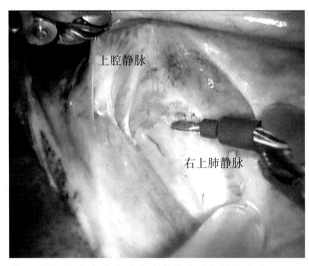

上腔静脉

右上肺静脉

图 5-14 分离上腔静脉和右上肺静脉之间的空隙

肋间隙）插入 14 G 留置针顺行灌注冷心脏停搏液（图 5-19、图 5-20）。

阻断上、下腔静脉后，切开右心房（图 5-21）。经第四机械臂将心房牵开器送入右心房，暴露房间隔缺损（图 5-22）。经彻底探查，根据房间隔缺损的大小和位置，使用 4-0 Gore-Tex 线直接连续缝合或自体心包补片修补房间隔缺损（图 5-23、图 5-24）。使用推结器在体外进行打结。关闭右心房之前检查是否存在残余分流。如果合并中重度三尖瓣反流，改变牵开器位置以暴露三尖瓣和瓣环。使用 De Vaga 技术行三尖瓣成形术。TEE 评估三尖瓣成形术效果（图 5-25、图 5-26）。用双层 4-0 Gore-Tex 线连续缝合关闭右心房（图 5-27）。通过停搏液灌注针排气。然后缝合主动

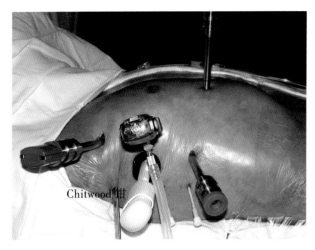

图 5-17　体外 Chitwood 钳放置的位置

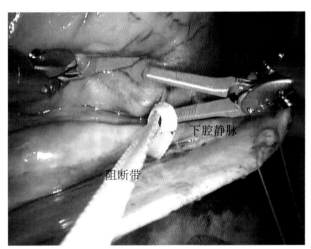

图 5-15　下腔静脉预置阻断带

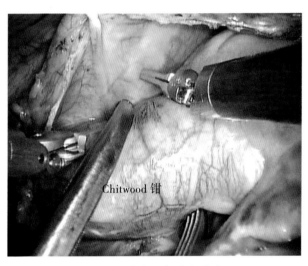

图 5-18　Chitwood 钳准备阻断升主动脉

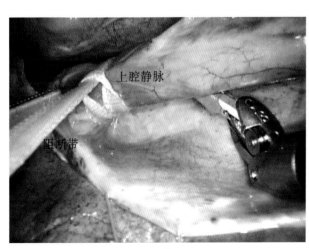

图 5-16　上腔静脉预置阻断带

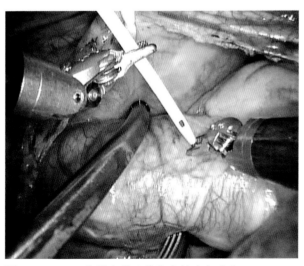

图 5-19　14G 停搏液灌注管针穿刺升主动脉

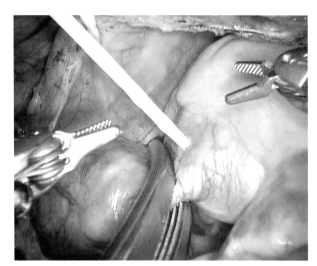

图 5-20　灌注心肌保护液

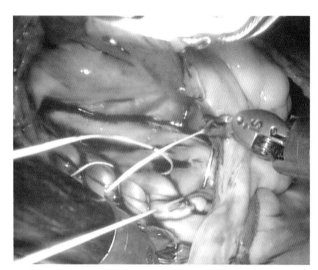

图 5-23　连续缝合修补房间隔缺损

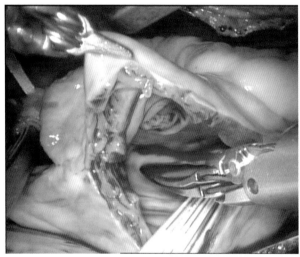

图 5-21　切开右心房

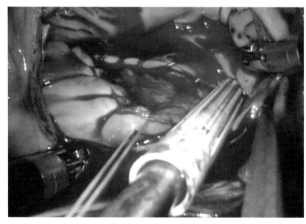

图 5-24　利用心包补片修补房间隔缺损

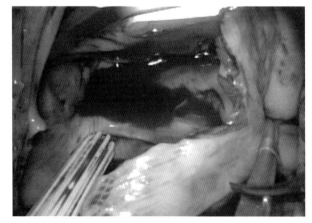

图 5-22　利用牵开器暴露房间隔缺损

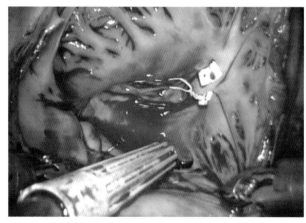

图 5-25　De Vaga 技术三尖瓣成形

脉穿刺部位（图 5-28）。充分止血后，移除机械臂，并通过右机械臂孔放置胸腔引流管。拔除体外循环插管后重建右侧股动脉插管处。

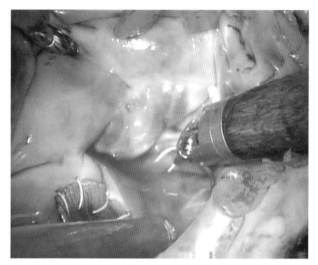

图 5-26 评估三尖瓣成形效果

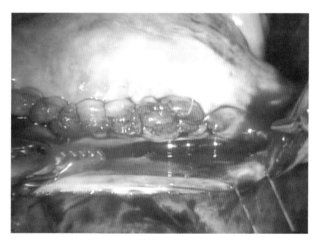

图 5-27 连续缝合右心房切口

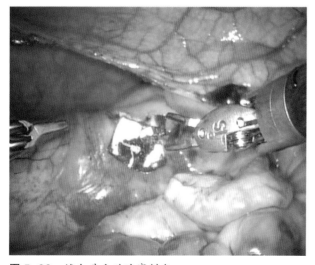

图 5-28 缝合升主动脉穿刺点

5.1.2.2 心脏不停搏下机器人房间隔缺损修补术

心脏不停搏下房间隔缺损修补，可以避免阻断主动脉和灌注心脏停搏液[15]。在中低温条件下（直肠温度 34~35℃），以及保证平均循环压力大于 60mmHg 情况下维持体外循环全流量。为避免空气栓塞，将压力为 6~8mmHg 的 CO_2 气体持续吹入胸腔进行空气置换。在心脏不停搏条件下，阻断上、下腔静脉后行右心房切开，经第四机械臂用心房牵开器暴露房间隔缺损。可以连续缝合直接闭合或自体心包补片修补房间隔缺损（图 5-29 至图 5-33）。房间隔闭合时，暂时膨肺。排除左心房中气体后拉紧缝合线。

该方法的优点包括避免缺血 – 再灌注损伤，在更趋于心脏生理状态下进行手术，减少正性肌力药物的使用及缩短住院时间[16]。此外，近端主动脉粥样硬化是主动脉阻断和松开时大栓子和微栓子的来源。与这种技术相关的潜在担忧可能

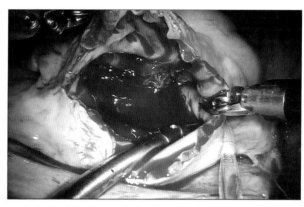

图 5-29 上、下腔静脉阻断后切开右心房

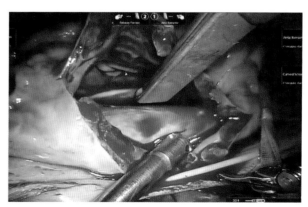

图 5-30 通过心房牵开器进入右心房

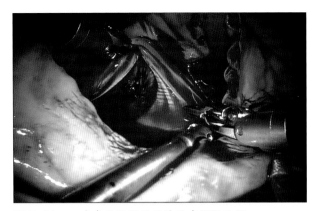

图 5-31 心房牵开器辅助下暴露房间隔缺损

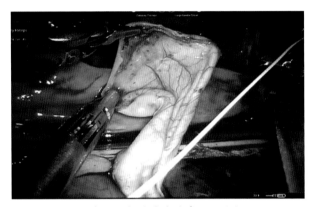

图 5-32 利用自体心包补片修补房间隔缺损

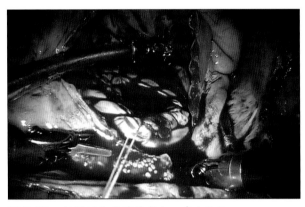

图 5-33 拉紧缝合线前排空左心房内气体

包括在相对充血的区域中进行手术，由于暴露困难而限制了手术精确度，空气栓塞的风险，以及心脏不停搏下闭合非常大的房间隔缺损的限制性[16]。

事实上，手术操作可以毫无困难地进行。因为经第四机械臂心房牵开器和经工作孔吸引导管可以提供足够的手术视野可视性。此外，还可以

容易地行三尖瓣同期修复手术。在我们的研究中，没有观察到心脏不停搏房间隔缺损修补术有关的并发症，例如，由于心房缝合线开裂导致的残余房间隔缺损。

为了防止空气栓塞，患者右胸应抬高约30°。此外，手术过程中左心房保持充盈而不抽吸，同时 CO_2 连续吹入胸腔以进行空气置换。手术结束时，可以轻松完成左心房的排气。

基于以上认识，体外循环心脏不停搏下机器人房间隔缺损修补术是合理的。这种技术很简单，缩短了体外循环和总的手术时间。此外，这种技术不增加中枢神经系统损伤的风险。目前尚不能确定是否会发生由微栓塞导致的轻微神经－认知障碍。神经认知评估是一个需要进一步研究的重要方面。

由于栓塞的风险，机器人心脏不停搏房间隔缺损修补的禁忌证可能包括感染性心内膜炎患者存在活动性赘生物或者左心房大血栓。控制台手术医生的经验不足当然也是心脏不停搏手术的禁忌证。

5.1.3　术后管理

患者术后在重症监护病房进行监护，一旦血流动力学和自主呼吸足够稳定，便可搬至普通病区。当胸腔引流量少于50ml/12h 时，则拔除胸腔引流管。所有患者在出院前和术后 3 个月行经胸超声心动图检查。

5.1.4　手术结果和学习曲线

机器人房间隔缺损修补依然是一个高度复杂的手术，其学习过程需要数个非常规手术步骤的经验，如外周体外循环和机器人系统的应用[17]。此外，这些患者的麻醉管理同样需要额外的非常规步骤，例如单肺通气和外周体外循环期间患者 TEE 的监测[13]。根据以往发表的文献，与胸骨切开相比，机器人房间隔缺损修补是一个更耗时的手术，需要较长的体外循环和主动脉阻断时间[10-13]。然

而，根据我们的经验，克服学习曲线后机器人手术将不再是更耗时的手术。学习曲线和手术时间对这样的术式起着重要作用[13]。

2007 年 1 月至 2013 年 1 月，连续 147 例患者（99 例女性，48 例男性）在北京解放军总医院接受了达·芬奇 S 或 Si 手术系统的房间隔缺损修补术。患者的平均年龄为 35.8 岁（范围 12~65 岁），所有患者均通过超声心动图确诊为继发孔型房间隔缺损。如果患者不能耐受单肺通气或外周体外循环，则将其排除。2007 年 1 月至 2008 年 12 月，在心脏停搏下（心脏停搏组）完成了 54 例；2008 年 12 月至 2013 年 1 月在心脏不停搏下完成了 93 例（心脏不停搏组）（表 5-1）。

表 5-1　解放军总医院机器人房间隔缺损修补术患者基线特征（2007 年 1 月至 2013 年 1 月）

项目	心脏停搏组	心脏不停搏组	合计
患者数	54	93	147
性别			
男性（%）	16（29.6）	32（34.4）	48（32.7）
女性（%）	38（70.3）	61（65.6）	99（67.3）
年龄（岁）	35.2±13.1	36.4±13.3	35.8±12.3
体重（kg）	58.3±10.0	61.7±12.1	59.2±13.6
身高（cm）	162.6±8.0	163.0±8.2	162.7±9.2
病理分型			
房间隔缺损 II[n（%）]	52（96.3）	91（97.8）	143（97.3）
动脉导管未闭[n（%）]	2（3.7）	2（2.2）	4（2.7）
中重度三尖瓣反流[n（%）]	4（7.4）	8（8.6）	12（8.1）
中重度肺动脉高压[n（%）]	6（11.1）	9（9.7）	15（10.2）
房间隔动脉瘤[n（%）]	4（7.4）	2（2.2）	6（4.1）
缺损直径（cm）	2.8±1.6	2.7±1.8	2.7±2.0
左心室射血分数（%）	64.3±7.1	65.8±8.4	65.3±6.4

麻醉和手术技术如上所述。房间隔缺损的直接闭合 72 例，自体心包修补 75 例，8 例接受房间隔缺损修补联合三尖瓣修复（表 5-2）。TEE 证实所有患者均完成了房间隔缺损闭合和三尖瓣成形。不需要二次手术和术中转换术式。没有出现死亡和严重并发症。

在心脏停搏组中，手术时间中位数为 301.6 min（范围 260~390min），体外循环时间中位数为 99.2min（62~154min），主动脉阻断时间中位数为 43.0min（21~62min）。每 5 例患者为一组，计算平均手术时间、体外循环时间和主动脉阻断时间，并估算每组的变异系数。如果两个连续组的变异系数差异小于 0.05，那么手术操作、体外循环和主动脉阻断时间是稳定的。通过对数曲线拟合的回归分析来评估学习曲线。手术时间在操作 30 例后稳定，随病例数的增加而减少（图 5-34）。

体外循环时间的趋势具有与手术时间相同的特征（图 5-35）。心脏停搏组的主动脉阻断时间具有显著的学习曲线：$y(\min)=69.6-8.70\ln(x)$（$r^2=0.525$，$P<0.01$）（图 5-36）。

在心脏不停搏组，手术时间中位数为

表 5-2　解放军总医院房间隔缺损修补术结果（2007 年 1 月至 2013 年 1 月）

项目	心脏停搏组	心脏不停搏组
术式	54	93
直接缝合[n（%）]	38（70.4%）	34（36.6%）
补片修补[n（%）]	16（29.6%）	59（63.4%）
同期三尖瓣成形[n（%）]	4（7.4%）	8（8.6%）
手术时间（min）	287.4±58.7	207.9±62.3*
体外循环时间（min）	103.5±27.5	61.9±17.0*
主动脉阻断时间（min）	43.0±10.2	0
术后呼吸机辅助时间（h）	4.9±2.4	4.7±1.5
ICU 时间（h）	29.4±7.8	27.9±3.8
引流量（ml）	107.8±32.4	92.4±36.7
住院时间（d）	12.1±4.5	11.2±3.2

* $P<0.05$

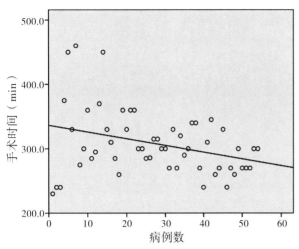

图 5-34 机器人心脏停搏下房间隔缺损修补术手术时间与手术例数的关系（$r^2 = 0.104$，$P = 0.017$）

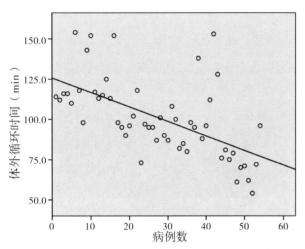

图 5-35 机器人心脏停搏下房间隔缺损修补术体外循环时间与手术例数的线性关系（$r^2 = 0.349$，$P = 0.000$）

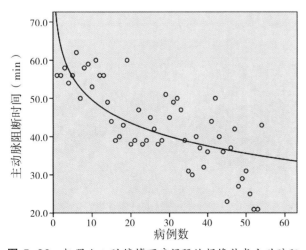

图 5-36 机器人心脏停搏下房间隔缺损修补术主动脉阻断时间与手术例数的关系 [y（min）$=69.63-8.70\ln(x)$；$r^2 = 0.525$，$P = 0.000$]

254.7min（范围 120~330min），体外循环时间中位数为 61.9min（40~94min）。心脏跳动组的手术时间在操作 5 例后稳定，并具有显著的学习曲线：y（min）$=355.51-56.29\ln(x)$（$r^2 = 0.581$，$P<0.01$）（图 5-37）。体外循环时间随病例数的增加而减少（图 5-38）。

两组在呼吸机辅助通气时间、ICU 停留时间、引流量和住院时间方面没有统计学差异。未发现围手术期神经系统事件，术中和出院前 TEE 未发现残余分流。所有患者均出院，美容效果均优秀（图 5-39 至图 5-44）。

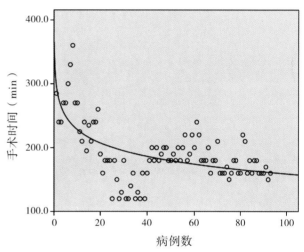

图 5-37 机器人心脏不停搏下房间隔缺损修补术中，手术室时间和手术例数的关系 [y（min）$=355.51 - 56.29\ln(x)$；$r^2 = 0.581$，$P=0.000$]

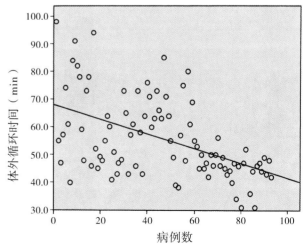

图 5-38 机器人心脏不停搏下房间隔缺损修补术中，体外循环时间和手术例数的关系（$r^2 = 0.246$，$P=0.000$）

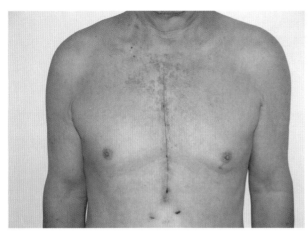

图 5-39 正中开胸切口

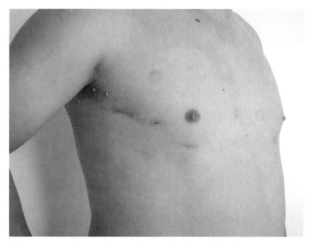

图 5-42 男性患者，机器人房间隔缺损修补术后 1 个月

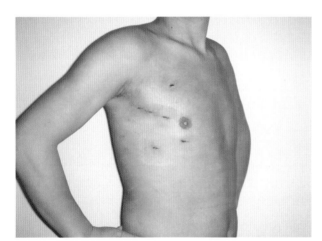

图 5-40 机器人房间隔缺损修补术后 1 周

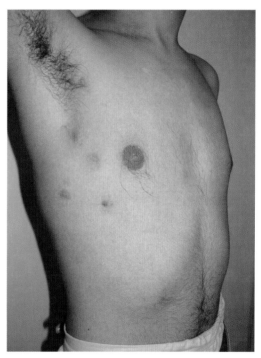

图 5-43 机器人房间隔缺损修补术后 3 个月

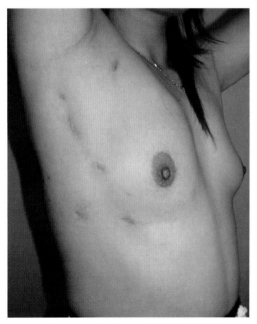

图 5-41 女性患者，机器人房间隔缺损修补术后 1 个月

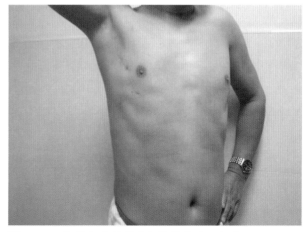

图 5-44 机器人房间隔缺损修补术后 6 个月

61

在这组患者中，术中无一例转换到正中开胸术。这些患者的肌肉和骨骼创伤最小、零输血、早期出院。我们相信使用机器人手术系统进行房间隔缺损是可行、安全和简单的，在心脏停搏或不停搏情况下，均具有优秀的手术结局。

5.1.5　总　结

在过去的 10 年中，微创器械和内镜的发展及患者的需求使得微创心脏手术量大幅增加[17]。但是内镜仅具有 4 个自由度，明显降低了精细心脏手术操作所需的灵巧性，并且二维图像显示损失了深度感知，进一步增加了手术难度[17]。随着不开胸体外循环、微创器械和计算机遥控操作的发展，机器人手术系统不断发展，以适应有限的闭合胸部手术空间中外科医生的手运动[18]。外科机器人系统在过去几十年发展非常迅速。机器人心脏手术中最常见的应用是二尖瓣修复和冠状动脉旁路移植术。Argenziano 等证实成人房间隔缺损可以安全有效地使用机器人术式，主动脉阻断中位时间为 32min[12]。高长青等报道了使用达·芬奇手术系统在 2007 年 1 月进行的中国第一例房间隔缺损修补手术。随后，54 例房间隔缺损患者在心脏停搏下完成了修补。自 2008 年以来，解放军总医院团队发展了主动脉不阻断、心脏不停搏下的房间隔缺损修补术，取得了优异成果[15]。

虽然近期经导管封堵房间隔缺损闭合已经成为一种替代方案，但在实际操作中，对于直径大于 30mm 的缺损或缺乏足够间隔组织的缺损植入封堵器存在困难。此外，封堵器植入的长期结果仍有待评估[19-20]。与经导管介入治疗不同，机器人手术适合闭合所有类型的房间隔缺损，包括原发孔型或静脉窦型缺损，以及多发缺损的闭合。一些房间隔缺损病例可能由于存在三尖瓣反流而变得复杂，但是，机器人手术为这些问题提供了解决方案。

迄今为止，没有研究报道机器人手术治疗儿童房间隔缺损的可行性，特别是婴儿[21]，因为股动脉插管是一个很大的问题。

总之，机器人房间隔缺损修补术可以在心脏停搏和不停搏下安全地实施，特别适用于直径大于 30mm、没有足够量的间隔组织用于封堵器植入或合并三尖瓣反流的缺损。

5.2　室间隔缺损修补术

机器人设备的不断发展促进了全内镜心内手术。但是，由于室间隔缺损解剖的相对复杂性，全机器人室间隔缺损修补除了解放军总医院的报道之外，在其他文献中并无报道。

5.2.1　室间隔缺损手术的适应证

成人无症状限制性小室间隔缺损通常不需要外科手术，但是有必要接受心内膜炎的预防性治疗。通常来讲，如果肺循环血流量:体循环血流量（Qp : Qs）> 1.5 : 1，且计算的肺血管阻力低于 6U / m^2，那么就可以安全地进行室间隔缺损手术修补，并予以推荐。双腔右心室流出道梗阻也是手术干预的指征。成人限制性室间隔缺损中发生感染性心内膜炎较为罕见，但这是缺损需要修补的指征[22]。

5.2.2　麻醉、体位和体外循环的建立

麻醉、体位和体外循环的建立与先前在 5.1 节中描述的房间隔缺损修补相同。

5.2.3　手术技术[23]

在膈神经前方纵行切开心包 1.5cm（图 5-10）。向上延长切口暴露上腔静脉，向下延长切口至膈肌暴露下腔静脉。心包悬吊线置于心包右侧，以旋转心脏最佳地暴露右心房（图 5-11）。第三心包悬吊线通过前胸（16Ga Abgio）置于心包的左上侧以暴露主动脉（图 5-12）。

分离腔静脉和肺静脉之间的区域（图 5-13、图 5-14）。上、下腔静脉套带（图 5-15、图 5-16）。经腋中线第 4 肋间隙用 Chitwood 钳阻断升主动脉（图 5-17、图 5-18）。经前胸（第 2 肋间隙）插入 14 G 针顺行灌注冷心脏停搏液（图 5-19）。

阻断上、下腔静脉后，打开右心房（图 5-21）。经第四机械臂将心房牵开器送入右心房，通过三尖瓣暴露室间隔缺损（图 5-45）。在瓣膜钩的辅助下，可以清晰地暴露室间隔缺损膜周部。打开膜部瘤，暴露室间隔缺损基底部（图 5-46、图 5-47）。间断缝合缺损（图 5-48）或用 Dacron 补片（图 5-49）修补。手术助手使用推结器在胸外打结。患者复温时放开主动脉阻断钳。当没有发现残留分流和房室传导阻滞时，修复三尖瓣（图 5-50）。缝合线连续缝合右心房，然后停止体外循环。

5.2.4　手术结果和学习曲线

2009—2012 年，20 例室间隔缺损患者（11 例女性，9 例男性）接受达·芬奇 S 或 Si 手术系统进行手术。年龄 16~45 岁 [（29.0 ± 9.5）岁]。超声心动图显示膜周部室间隔缺损的直径为（6.1 ± 2.8）mm，在 1 例患者中发现卵圆孔未闭（表 5-3）。

室间隔缺损修补术患者中 17 例加垫间断缝合，

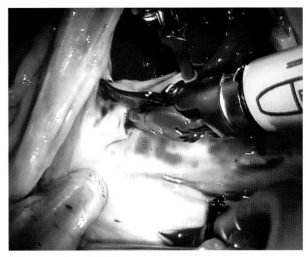

图 5-46　打开膜部瘤

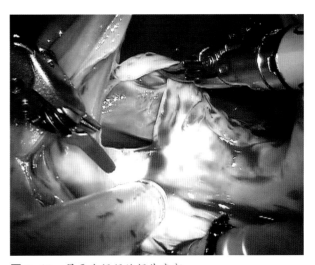

图 5-47　暴露室间隔缺损基底部

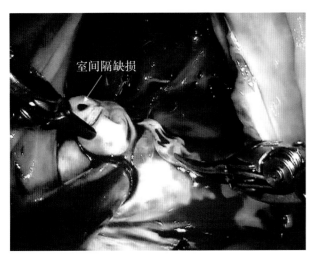

图 5-45　暴露室间隔缺损

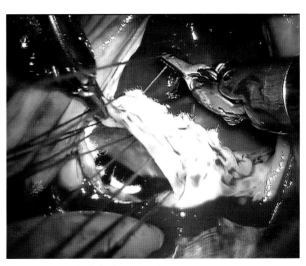

图 5-48　间断缝合室间隔缺损

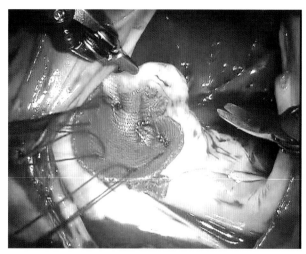

图 5-49 用 Dacron 补片修补室间隔缺损

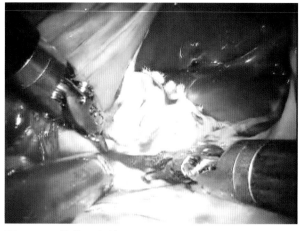

图 5-50 修复三尖瓣

表 5-3 解放军总医院机器人室间隔修补术患者基线特征（2009 年 1 月至 2013 年 1 月）

项目	数据
患者总数	20
性别	
男性 [n（%）]	9（45）
女性 [n（%）]	11（55）
年龄 （岁）	29.0 ± 9.5
体重 （kg）	56.3 ± 8.2
身高（cm）	160.7 ± 7.3
缺损直径（mm）	6.1 ± 2.8
左心室射血分数 （%）	66.9 ± 8.3

表 5-4 机器人膜周部室间隔缺损修补结果

项目	数据
手术例数（n）	20
直接缝合 [n（%）]	17（85）
补片修补 [n（%）]	3（15）
手术时间 （min）	225.0 ± 34.8
体外循环时间 （min）	94.3 ± 26.3
主动脉阻断时间 （min）	39.1 ± 12.9
机械通气时间 （h）	4.6 ± 3.3
引流量 （ml）	91.8 ± 60.8
住院天数 （d）	5.0 ± 2.1

3 例补片修补（表 5-4）。所有病例均成功完成，无并发症发生。手术时间为（225.0 ± 34.8）min（范围 180~300min），体外循环时间为（94.3 ± 26.3）min（70~140 min），主动脉阻断时间为（39.1 ± 12.9）min（22~75 min）。术后 TEE 提示室间隔完整。平均住院时间为 5 d。在平均 14 个月的随访中没有发现残余分流。

手术时间有着显著的学习曲线：y（min）= 258.25 − 16.18 ln（x）（$r^2 = 0.221$，$P < 0.05$）（图 5-51）。体外循环和主动脉阻断时间随病例数增加而缩短（图 5-52、图 5-53）。

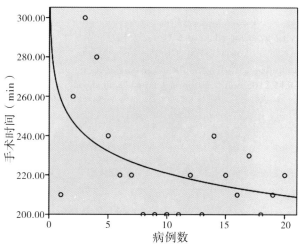

图 5-51 室间隔缺损修补手术时间的学习曲线 [y（min）= 258.25 − 16.18 ln（x）；$r^2 = 0.221$，$P = 0.037$]

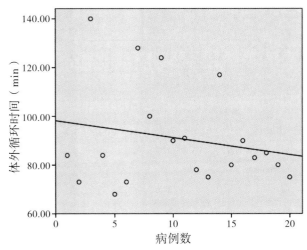

图 5-52　体外循环建立的时间与操作例数的线性关系（ $r^2=0.14$ ， $P=0.039$ ）

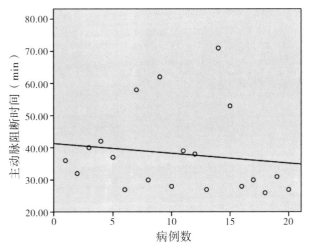

图 5-53　主动脉阻断时间与操作例数的线性关系（ $r^2=0.19$ ， $P=0.046$ ）

5.2.5　总　结

　　室间隔修补可以通过传统的正中胸骨切开术完成，具有低复发率、相对低费用和优异的长期结果。然而，由于胸部中线的长切口，患者不愿进行手术。手术切口留下难看的瘢痕，可能是持续的心理障碍和长期不满的根源。尽管室间隔缺损经导管封闭已经在一些中心应用，但是手术的成功率低，并且经常有心内分流和封堵器脱出的报道。

　　计算机辅助机器人手术的出现，提供了另一种不开胸室间隔缺损修补的选择。在解放军

总医院进行了 300 多例机器人心脏手术后，高长青教授于 2009 年 10 月 22 日完成了全世界首例成年全内镜机器人室间隔缺损修补[23]。我们相信，无论大小和位置如何，我们可以实现所有类型室间隔缺损的修补。手术区域整个室间隔缺损边缘的良好暴露是室间隔缺损修补成功的关键。在本组研究中，使用动态心房牵开器抬高三尖瓣前小叶，通过三尖瓣可以实现室间隔缺损修补的良好可视化。虽然在 1 例患者中，由于间隔缺损与缺损边缘的多次附着，缺损的边缘有些难以可视化，但是在瓣膜钩的辅助下修补，其可视化情况是可以接受的。此外，在修补前要仔细检查缺损以确保所有缺损的边缘都可以被很好地看到、达到。我们的经验表明，经过一个学习曲线后，室间隔缺损修补可以毫无困难地通过补片修补或直接缝合完成。不开胸或胸骨切开可使患者更快地恢复，更迅速地以优秀的美容效果回到正常生活中（图 5-54 至图 5-56 ）。虽然结果是令人鼓舞的，但还需要进行大量研究以获得更多证据支持。

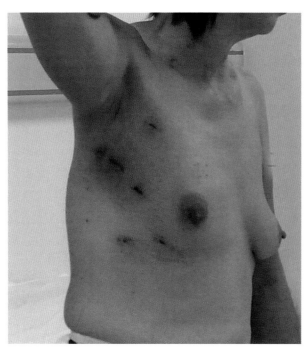

图 5-54　机器人室间隔缺损修补术后 1 周

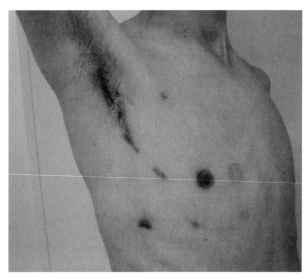

图 5-55　机器人室间隔缺损修补术后 3 个月

5.3　部分房室间隔缺损修补术

房室隔缺损包括由心内膜垫发育不良引起的损伤。可能导致房室瓣结构和功能异常及心房间和心室间异常交通。

5.3.1　原发孔型房间隔缺损伴二尖瓣裂

一名 33 岁女性患者因发现心脏杂音 6 年入院。超声心动图提示原发孔型房间隔缺损（2.5cm × 3.0cm）伴二尖瓣裂（图 5-57A），中度二尖瓣反流（图 5-57 B）。患者右心房扩大，

心功能 Ⅱ 级（NYHA 分级）。听诊可闻及心尖部收缩期杂音。心电图提示窦性心律伴左前分支传导阻滞。常规胸部 X 线检查提示心胸比正常，支气管血管轻度扩张。

全身麻醉诱导后，行单肺通气和 TEE 插管。右侧胸部抬高 30°。通过右侧腹股沟的 2cm 横行切口使用 Seldinger 导丝法行股动脉（18F）和股静脉插管（23F），并在 TEE 引导下在右颈内静脉（15F）进行插管。右胸第 4 肋间隙 2.0cm 切口为工作孔。通过腋中线第 4 肋间隙用 Chitwood 钳阻断主动脉。通过前胸（第 2 肋间隙）使用 14G 导管直接灌注冷 HTK（组氨酸 - 色氨酸 - 酮戊二酸盐）停搏液。将 CO_2 连续吹入手术区以进行空气置换。

体外循环后，切开心包，悬吊心包右侧。切开右心房并应用心房牵开器暴露右心房。探查发现部分房室隔缺损，大小为 2.5 cm × 3.0cm（图 5-58），同时发现了具有正常二尖瓣瓣环的二尖瓣前叶裂（图 5-59 A），直接对合缝合二尖瓣裂隙，从裂隙基部开始向中心缝合（图 5-59 B），注水试验检测瓣膜关闭情况。然后用补片封闭房间隔交通。从三尖瓣根部开始使用间断缝合技术缝合补片（图 5-60 A），缝合线延续到外科医生的右边，那里是传导系统和冠状窦的关键区域所在，缝合深度至关重要，缝合线从房室瓣组织

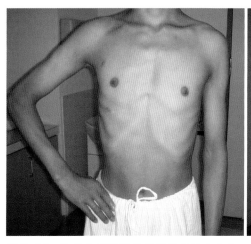
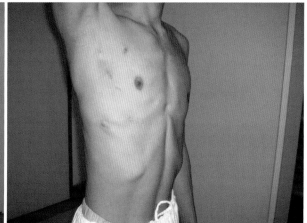

图 5-56　机器人室间隔缺损修补术后 3 个月

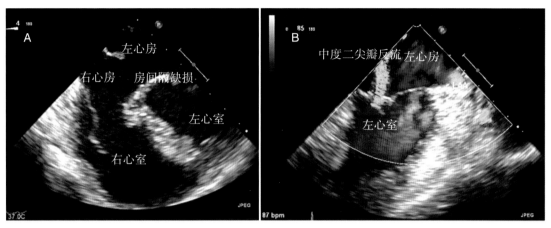

图 5-57　术前超声心动图检查示原发孔型房间隔缺损（A）和二尖瓣反流（B）

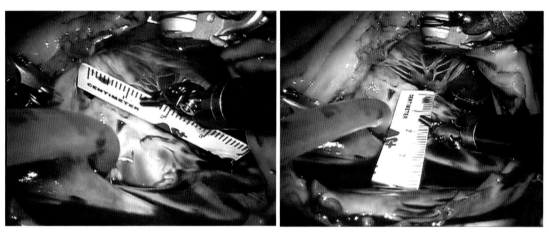

图 5-58　部分房室隔缺损，大小为 2.5 cm×3.0cm

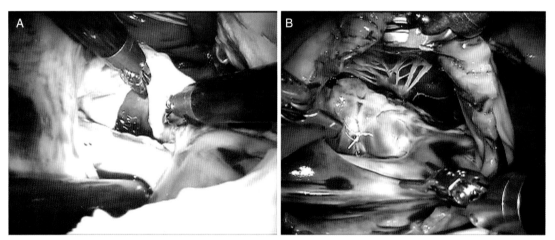

图 5-59　A. 二尖瓣前叶 A2 区裂直径为 0.2cm。B. 间断缝合修复二尖瓣裂隙

过渡到心房游离壁。补片修复允许冠状窦引流到右心房（图 5-60 B）。

放开主动脉阻断钳后，心脏自动恢复窦性心律。使用双层连续 4-0 Gore-Tex 缝合线连续缝合闭合右心房。患者复温后停止体外循环。缝合各小孔并拔除股动、静脉插管。手术时间为 320min，体外循环时间和主动脉阻断时间分别为 165 min 和 126min。

术后患者机械辅助通气 6 h。术后第 8 天出院，结局良好（图 5-61）。心电图提示窦性心律、右束支传导阻滞和 I 度房室传导阻滞。

5.4　总　结

20 世纪 90 年代中期，心脏外科医生认识到

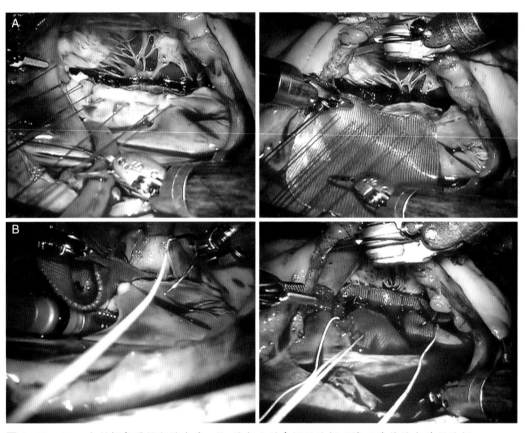

图 5-60　A. 三尖瓣根部置间断缝合线。B. 原发孔型房间隔缺损下缘以连续缝合关闭缺损

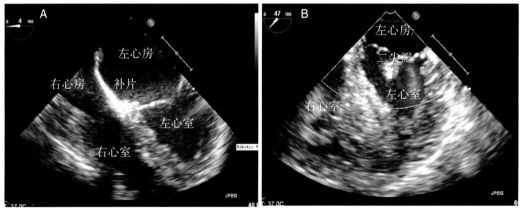

图 5-61　术后超声心动图复查可见房间隔补片（A）和正常的二尖瓣功能（B）

减小切口尺寸降低手术创伤的显著优点。一系列临床报道表明，机器人房间隔缺损修补是安全的，具有很好的结果[10-15]。但是在我们的专业领域文献中，没有机器人部分房室间隔缺损修补合并二尖瓣修复的报道。

关于原发孔型房间隔缺损合并二尖瓣前叶裂，良好的暴露是成功操作的关键。机器人手术系统为我们提供了一个令人满意的右心房、三尖瓣和二尖瓣手术区域。在第四臂的心房牵开器的帮助下，可以通过右心房切口拥有最佳的清晰可视手术视野，并提供良好手术灵活性[24-25]。当原发孔型房间隔缺损合并二尖瓣前叶裂时，手术方式只能通过右心房切口，首先通过房间隔缺损寻找二尖瓣。二尖瓣裂口的修复通过简单的对合缝合修复，然后用补片封闭房间隔交通。补片修复允许冠状窦引流到右心房。我们认为，部分房室间隔缺损的机器人手术对于选定的患者是可行、安全的，并且具有良好的美容效果[26]。

（张永会 杨 明 译）

参考文献

[1] Lewis FJ, Taufic M. Closure of atrial septal defects with the aid of hypothermia: experimental accomplishments and the report of the one successful case. Surgery, 1953, 33:52.

[2] Murphy JG, Gersh BJ, McGoon MD, et al. Long-term outcomes after surgical repair of isolated atrial septal defect. Follow-up at 27 to 32 years. N Engl J Med, 1990, 323:1645-1650.

[3] Minale C. Atrial septal defect closure through a thoracotomy. Ann Thorac Surg, 1997, 63:913-914.

[4] Rao PS, Sideris EB, Hausdorf G, et al. International experience with secundum atrial septal defect occlusion by the buttoned device. Am Heart J, 1994, 128:1022-1035.

[5] Ewert P, Berger F, Daehnert I, et al. Transcatheter closure of atrial septal without fluoroscopy. Feasibility of new method. Circulation, 2000, 101: 847-849.

[6] Webb G, Gatzoulis MA. Atrial septal defects in the adult: recent progress and overview. Circulation, 2006, 114:1645-1653.

[7] Izzat MB, Yim AP, El-Zufari MH. Limited access atrial septal defect closure and the evolution of minimally invasive surgery. Ann Thorac Cardiovasc Surg, 1998, 4:56-58.

[8] Galloway AC, Shemin RJ, Glower DD, et al. First report of the Port-Access International Registry. Ann Thorac Surg, 1999, 67:51-58.

[9] Chitwood WR Jr, Elbeery JR, Moran JF. Minimally invasive mitral valve repair using transthoracic aortic occlusion. Ann Thorac Surg, 1997, 63: 1477-1479.

[10] Torracca L, Ismeno G, Alfieri O. Totally endoscopic computer-enhanced atrial septal defect closure in six patients. Ann Thorac Surg, 2001, 72(4): 1354-1357.

[11] Wimmer-Greinecker G, Dogan S, Aybek T, et al. Totally endoscopic atrial septal repair in adults with computer-enhanced telemanipulation. J Thorac Cardiovasc Surg, 2003, 126(2): 465-468.

[12] Argenziano M, Oz MC, Kohmoto T, et al. Totally endoscopic atrial septal defect repair with robotic assistance. Circulation, 2003, 108(Suppl 1):II191-II194.

[13] Bonaros N, Schachner T, Oehlinger A, et al. Robotically assisted totally endoscopic atrial septal defect repair: insights from operative times, learning curves, and clinical outcome. Ann Thorac Surg, 2006, 82(2): 687-693.

[14] Gao C, Yang M, Wang G, et al. Totally robotic resection of myxoma and atrial septal defect repair. Interact Cardiovasc Thorac Surg, 2008, 7(6): 947-950.

[15] Gao C, Yang M, Wang G, et al. Totally endoscopic robotic atrial septal defect repair on the beating heart. Heart Surg Forum.2010,1; 13(3): E155-E158.

[16] Salerno TA, Suarez M, Panos AL, et al. Results of beating heart mitral valve surgery via the transseptal approach. Rev Bras Cir Cardiovasc. 2009, 24(1):4-10.

[17] Modi P, Rodriguez E, Chitwood WR. Robot assisted cardiac surgery. Interact CardioVasc Thorac Surg, 2009, 9(3): 500-505.

[18] Kypson AP, Chitwood WR. The use of robotics in cardiovascular surgery. Future Cardiology, 2005, 1(4): 61-67.

[19] Rosas M, Zabal C, Garcia-Montes J, et al. Transcatheter versus surgical closure of secundum atrial septal defect in adults: impact of age at intervention: a concurrent matched comparative study. Congenit Heart Dis, 2007, 2(3): 148-155.

[20] Bijulal S, Sivasankaran S, Ajitkumar VK. An unusual thrombotic complication during percutaneous closure of atrial septal defect. J Invasive Cardiol, 2009, 21(2): 83-85.

[21] Baird CW, Stamou SC, Skipper E, et al. Total endoscopic repair of a pediatric atrial septal defect using the da Vinci robot and hypothermic fibrillation. Interact Cardiovasc Thorac Surg, 2007, 6(6): 828-829.

[22] Lawrence Cohn.Cardiac surgery in the adlut, 4th edition,

McGraw-Hill Professional, 2011.

[23] Gao C, Yang M, Wang G, et al. Totally endoscopic robotic ventricular septal defect repair. Innovation, 2010, 5(4): 278-280.

[24] Chitwood WR. Current status of endoscopic and robotic mitral valve surgery. Ann Thorac Surg. 2005; 79:S2248-S2253.

[25] Yang M, Gao C, Wang G, et al. Robotic-assisted endoscopic atrial septal defect closure: analysis of 115 cases in a single center. J South Med Univ, 2012,32(7): 915-918.

[26] Gao C, Yang M, Wang G, et al. Totally endoscopic robotic ventricular septal defect repair in the adult. J Thorac Cardiovasc Surg, 2012,144:1404-1407.

第 6 章

全机器人心房黏液瘤切除术
Totally Robotic Myxoma Excision

Changqing Gao Ming Yang

▶ 摘　要

胸骨正中切开、升主动脉阻断及双腔插管是常采用的手术方法。近年来，微创技术在心脏外科领域的应用越来越广泛，在心脏肿瘤的治疗中同样如此。

在过去的数年中，由计算机控制的机器人手术系统发展迅速。达·芬奇机器人手术系统采用三维内镜，经主操控台遥控操作，辅助手术医生的工作。2005 年，Murphy 最先报道了采用达·芬奇手术系统切除左心房黏液瘤的成功经验。随后在 2011 年，北京解放军总医院高长青团队报道了最大规模的左心房黏液瘤机器人切除术的病例系列，未发生手术死亡或卒中。本文将讨论黏液瘤的机器人切除术。

传统的外科手术方式是正中开胸体外循环下切除肿瘤。近年来机器人设备的进展使内镜下的心内操作更加便利，但左心房黏液瘤机器人切除术的经验仍然有限。本章主要讨论采用达·芬奇手术系统实施心房黏液瘤切除术的理想手术方法和安全性。在所有病情稳定的、经选择的心房黏液瘤患者中，采用机器人切除在技术上是可行的，无须担心术中暴露不充分的问题。尽管在这些经选择的数量有限的患者中所取得的手术结果令人满意，但在推荐机器人手术作为标准术式前，仍需获得更多的手术经验及长期的随访数据。

心脏肿瘤是一种少见的疾病，可以分为原发性与继发性两大类。原发性肿瘤较少见，仅占所有心脏及心包肿瘤的 5%~10%，又可再分为良性及恶性肿瘤，其中良性肿瘤占多数，接近 80%。心脏黏液瘤是最常见的原发性良性心脏肿瘤，约占整个心脏肿瘤的 50%[1-4]。黏液瘤可生长在心脏的任何一个腔室，但最常见的部位是左心房，约占黏液瘤的 75%，也称左心房黏液瘤。其次为右心房，占 10%~20%。外科手术是治疗心脏黏液瘤唯一有效的办法，因其可能导致心内梗阻，或者肿瘤脱落致重要脏器栓塞，因此一旦诊断明确，应及时手术治疗[5-6]。

传统的外科手术方式是正中开胸体外循环下切除肿瘤。近年来，随着微创技术的发展，心内肿瘤也可采用微创的手术方式予以切除，其中包括：右侧胸骨旁入路[7]，右乳腺下切口伴股动、

C. Gao, MD (✉) • M. Yang, MD
Department of Cardiovascular Surgery, PLA General Hospital,
No.28 Fuxing Road, Beijing 100853, People's Republic of China
e-mail: gaochq301@yahoo.com

C. Gao (ed.), *Robotic Cardiac Surgery*,
DOI 10.1007/978-94-007-7660-9_6, © Springer Science+Business
Media Dordrecht 2014

静脉插管体外循环、心脏不阻断、低温室颤下黏液瘤切除术[8]，以及右侧胸骨旁、升主动脉充气球囊阻断下黏液瘤切除术[9-10]，但这些方法切除肿瘤的经验相当有限。

机器人微创手术技术发展迅速，达·芬奇机器人手术系统拥有高清晰度三维成像系统和数字操控系统，使外科医生的手术操作更加精细和准确，保证了在微创条件下能够高质量完成各种精细的直视手术；而且完全改变了传统外科手术的概念，主刀医生不需要在患者身旁，而是远离患者，通过操控台就可以完成手术。2005年，Murphy 最先报道了 3 例机器人辅助下左心房黏液瘤切除术，均取得了良好效果[11]。2010年，笔者报道了连续 40 例全机器人系统下行心房黏液瘤切除术，无手术死亡、栓塞等并发症，术后随访近 3 年，未见肿瘤复发。进一步证实了机器人手术能彻底切除心房肿瘤，手术效果良好，且具有极佳的美容效果[10]。在这一章节中，我们将进一步讨论心房黏液瘤切除术的细节。

6.1 麻醉、患者体位及体外循环建立

同第 5 章机器人房间隔缺损修补术。

6.2 外科技术

打孔技术同机器人房间隔缺损修补术。达·芬奇手术系统的机械臂车推至患者左侧适当位置，机械臂与穿刺套管连接，插入微创器械，术者于控制台前、三维视野下完成手术操作。沿着膈神经的前缘切开并悬吊心包，暴露主动脉，上、下腔静脉及心房壁（图 6-1 至图 6-3）。

体外循环开始后，在第 4 肋间隙腋后线下方插入 Chitwood 阻断钳，阻断升主动脉（图 6-4）。经胸第 2 肋间隙穿刺，插入升主动脉停搏液灌注针（14G），灌注冷停搏液（图 6-5、图 6-6）。

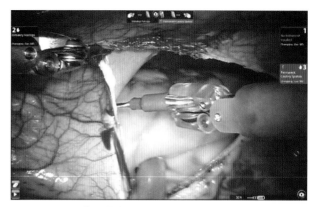

图 6-1　沿膈神经前缘切开心包

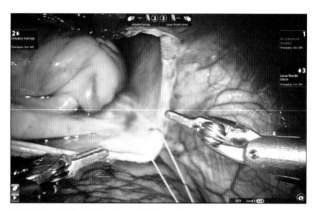

图 6-2　悬吊右侧心包，暴露心房

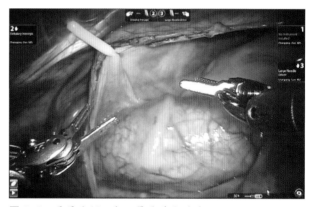

图 6-3　悬吊左侧心包，暴露升主动脉

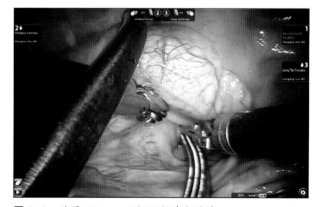

图 6-4　放置 Chitwood 钳阻断升主动脉

心脏停搏满意后，沿肺静脉前壁切开左心房（图6-7），经第四机械臂插入心房牵开器，暴露左心房黏液瘤（图6-8至图6-10）。

对于左心房黏液瘤，可以不阻断上、下腔静脉，以便充分暴露左心房，并可在上、下腔静脉后缘扩大左心房切口以增加显露。暴露左心房黏液瘤并探查黏液瘤蒂部，彻底切除肿瘤的蒂部（图6-11、图6-12）。

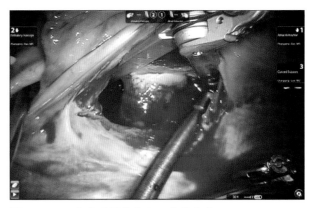

图6-8　心房牵开器暴露左心房黏液瘤

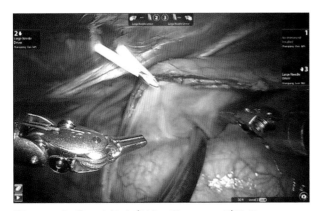

图6-5　经第2肋间隙穿刺，置入14 G灌注针

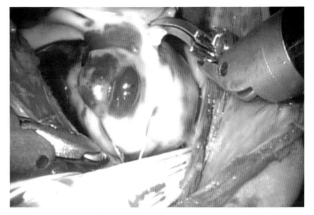

图6-9　乳头状左心房黏液瘤

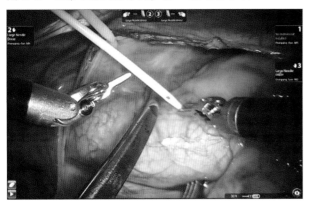

图6-6　机器人机械臂辅助下在主动脉插入14G灌注针，注入停搏液

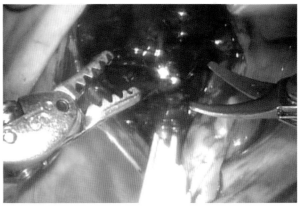

图6-10　绒毛状左心房黏液瘤

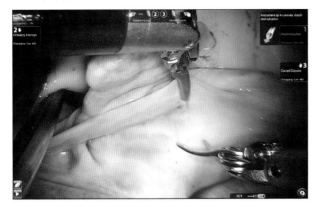

图6-7　沿肺静脉前壁切开左心房

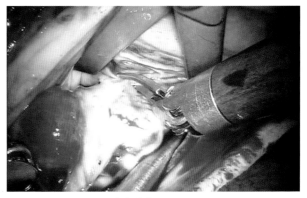

图6-11　充分显露肿瘤蒂部

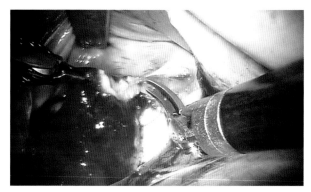

图 6-12　完整切除左心房黏液瘤

探查房间隔有无缺损及缺损大小。如房间隔未穿破，以 4-0Gore-Tex 线直接缝合切开的心内膜（图 6-13、图 6-14）。如房间隔缺损较大，可采用自体心包补片修补房间隔。对于右心房黏液瘤，悬吊心包后，给上、下腔静脉套阻断带，不需要插入 Chitwood 钳和升主动脉停搏液灌注针，阻断上、下腔静脉，在心脏不停搏下行黏液瘤切除术（图 6-15、图 6-16）。

因黏液瘤位于右心房，行常规正中开胸手术时上、下腔静脉插管可能会遇到肿瘤阻挡或脱落的风险，而术中经食管超声心动图（TEE）引导有助于安全地进行腔静脉插管。相比于传统正中开胸体外循环下心房黏液瘤切除术，全机器人手术通过右侧颈内静脉及股静脉插管更安全、可靠。此外，为了排除可能存在家族遗传性黏液瘤，还应在术中仔细探查三尖瓣及右心房壁。目前对是否切除肿瘤所连的全层心肌或只切除心内膜下部分仍存在争议。有报道称在肿瘤蒂部位置特殊，无法全层切除相应组织时，肿瘤复发的概率未见明显升高。我们的研究结果显示，对于蒂部起源于房间隔的黏液瘤，手术切除蒂部而不全层切除相应组织，其肿瘤的复发率未见明显升高。正如 Lawrence Cohn[12] 指出，即使在解剖的必要性上需要加大黏液瘤的切除范围及厚度，其复发率也未见明显差别。完整的切除肿瘤非常重要，当肿瘤被取出后，应反复探查并充分冲洗心腔，以保证未残留黏液瘤。

心房黏液瘤完整切除后，连续缝合关闭心房

壁。经停搏液灌注针反复、充分排气后，开放升主动脉，并停止体外循环。当停搏液灌注管被移除后，助手经工作孔完成穿刺点打结（图 6-17、图 6-18）。经 TEE 检查是否存在残余肿瘤及心房水平分流。循环平稳后停止体外循环并撤离机械臂。中和肝素后确定心脏表面、主动脉插管处及胸壁打孔穿刺处无出血时，置胸腔引流管（图 6-19、图 6-20）。

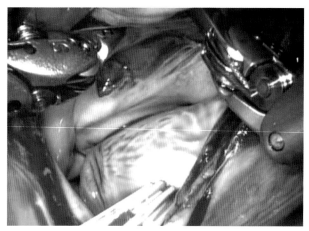

图 6-13　完整切除黏液瘤蒂部

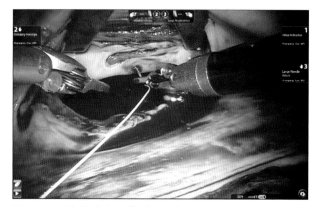

图 6-14　直接缝合心内膜下缺损

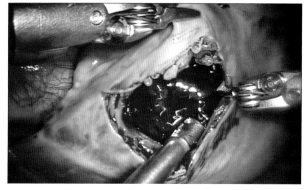

图 6-15　在心脏不停搏下切除右心房黏液瘤

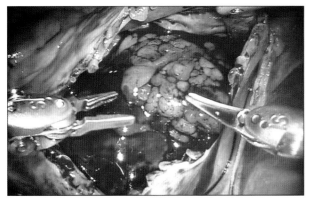

图 6-16　心房牵开器暴露右心房黏液瘤

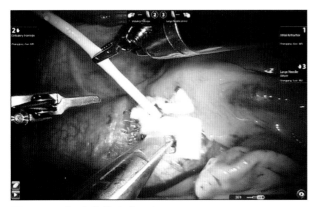

图 6-17　拔除停搏液灌注针

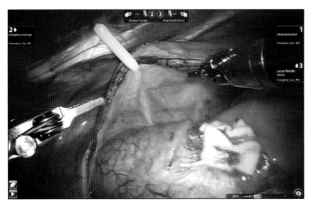

图 6-18　停搏液灌注针插管处打结

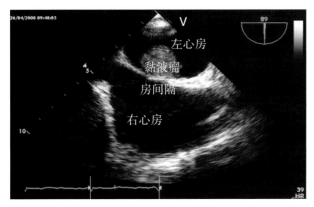

图 6-19　术前 TEE 显示左心房黏液瘤

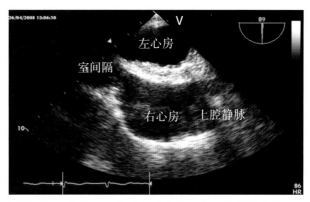

图 6-20　术后 TEE 显示肿瘤完整切除，房间隔完整

6.3　术后管理

术后常规转入 ICU，待患者循环及呼吸功能稳定后，转入普通病房。当 12h 胸腔引流量小于 50ml 时，可拔除胸腔引流管。所有心脏黏液瘤切除术后患者均需要在出院前及术后 3 个月复查经胸超声心动图。

6.4　手术经验及学习曲线

2007 年 7 月至 2013 年 5 月，笔者已完成 45 例全机器人心脏黏液瘤切除术，其中右心房黏液瘤 4 例，左心房黏液瘤 41 例（36 例左心房黏液瘤蒂部位于房间隔上，2 例位于左心房后壁，2 例位于二尖瓣前叶根部，1 例位于左心房顶）；男性 12 例，女性 33 例；年龄（47.0 ± 14.1）岁（范围 13~66 岁）。有 2 例患者术前出现脑梗死。肿瘤平均大小为 43mm × 52mm（范围 14mm × 19mm~44mm × 74 mm）。1 例左心房黏液瘤合并重度二尖瓣关闭不全，1 例左心房黏液瘤合并卵圆孔未闭（表 6-1）。

在手术切除方式上，有 37 例是经房间沟—左心房入路直接切除左心房黏液瘤，未破坏房间隔；2 例经右心房—房间隔入路，直接缝合房间隔；1 例同期行二尖瓣成形，1 例同期行卵圆孔缝合术；4 例右心房黏液瘤直接切除（表 6-2），所有手术均由达·芬奇 S 或 Si 机器人系统完成。

均在右侧胸壁打孔，内镜孔位于右侧胸壁第4、5肋间隙乳头下方约3cm，直径0.8cm；左机械臂孔位于内镜孔和左肩峰连线中点，直径0.8cm；右机械臂孔位于内镜孔下两肋间隙和腋中线连线交界点；工作孔位于内镜孔下方3cm处，直径1.5~2cm。采用线性回归统计体外循环时间及主动脉阻断时间的学习曲线。所有随访患者均复查超声心动图以明确术后恢复效果。

所有黏液瘤均被完整切除，无死亡及严重并发症。其中1例患者于术后5d因右侧股动脉血栓栓塞行血栓清除术。2例患者行黏液瘤切除术时需同期处理心内病变：1例行二尖瓣成形术，1例行卵圆孔缝合术。

手术时间为（288.1 ± 41.4）min（范围180~

表6-1 机器人心房黏液瘤切除术患者术前资料

变量	数据
总例数	45
性别	
男 [n(%)]	12(32.5)
女 [n(%)]	33(67.5)
年龄（岁，$\bar{x} \pm s$）	47.0 ± 14.1
体重（kg，$\bar{x} \pm s$）	62.3 ± 11.8
身高（cm，$\bar{x} \pm s$）	162.0 ± 6.8
黏液瘤附着部位	
房间隔 [n(%)]	31(77.5)
后壁 [n(%)]	2(5)
二尖瓣前叶根部 [n(%)]	2(5)
左心房顶 [n(%)]	1(2.5)
右心房 [n(%)]	4(10)
黏液瘤形态	
球形/包裹性 [n(%)]	22(55)
绒毛状 [n(%)]	18(45)
肿瘤大小（mm）	43 × 52
左心室射血分数（%，$\bar{x} \pm s$）	68.9 ± 8.1
合并心内畸形	2
重度二尖瓣关闭不全（n）	1
卵圆孔未闭（n）	1

表6-2 机器人心房黏液瘤切除术结果

变量	数据
手术总量及入路	45
左心房入路 [n(%)]	37(82)
右心房斜切口 [n(%)]	2(4.5)
不停搏 [n(%)]	4(9)
同期二尖瓣成形手术 [n(%)]	1(2.2)
同期卵圆孔缝合手术 [n(%)]	1(2.2)
手术时间（min，$\bar{x} \pm s$）	288.1 ± 41.4
体外循环时间（min，$\bar{x} \pm s$）	90.9 ± 29.1
主动脉阻断时间（min，$\bar{x} \pm s$）	46.4 ± 16.3
呼吸机辅助时间（h，$\bar{x} \pm s$）	4.7 ± 3.2
引流量（ml，$\bar{x} \pm s$）	101.8 ± 58.8
术后住院时间（d，$\bar{x} \pm s$）	4.6 ± 2.1

390 min），体外循环时间为（90.9 ± 29.1）min（62~156 min），主动脉阻断时间为（46.4 ± 16.3）min（24~97min）。我们注意到，随着手术例数的增多，体外循环时间及主动脉阻断时间的学习曲线有着显著的变化（图6-21至图6-23），当手术量达到20例后，学习曲线已基本完成。患者出院时对微创手术切口很满意（图6-24、图6-25）。随访时间是（24 ± 14）月，没有患者失访，没有再发及复发肿瘤的患者需要手术。

6.5 总　结

心脏黏液瘤是心脏的良性胶质瘤，起源于原始基质细胞及间充质细胞，底部有蒂与邻近于卵圆窝的房间隔组织相连[13]，使肿瘤突出至心腔内并随体位变化和血流冲击具有一定的活动度。约2/3的黏液瘤有完整包膜，呈圆形、类圆形或轻度分叶状（图6-26、图6-27）。血管栓塞是心脏黏液瘤最重要的特征，瘤体壁附着的血栓或伴发感染均可引起栓塞，30%~45%的左心房黏液瘤患者可发生体循环栓塞。

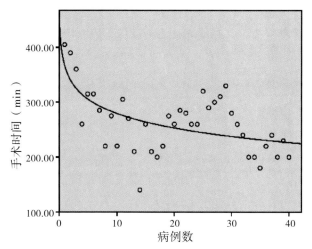

图 6-21　手术时间学习曲线 [y (min) =366.6-37.9　ln (x); r^2=0.346, P = 0.000]

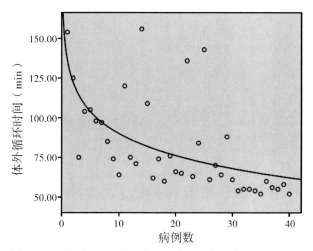

图 6-22　体外循环时间学习曲线 [y (min) =136.2-20.1 ln (x); r^2 = 0.53, P=0.000]

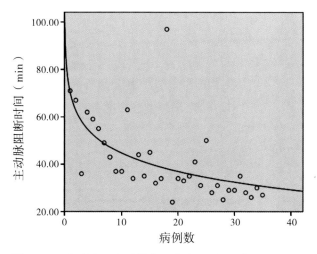

图 6-23　主动脉阻断时间学习曲线 [y (min) =70.5-11.2 ln (x); r^2 = 0.64, P= 0.000]

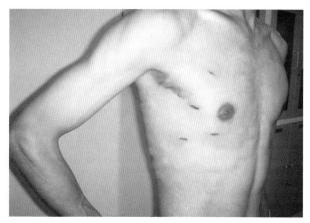

图 6-24　机器人黏液瘤切除术后 1 周切口

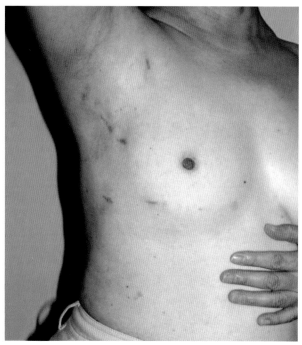

图 6-25　机器人黏液瘤切除术后 1 月切口

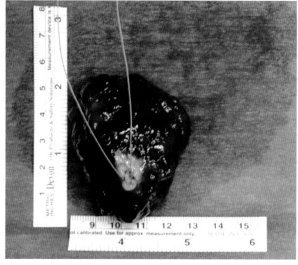

图 6-26　椭圆形黏液瘤，轻度分叶

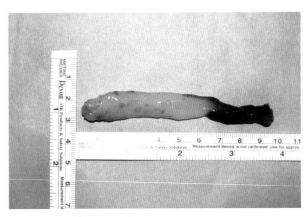

图 6-27 长条形黏液瘤

2005 年，Murphy 最先报道了 3 例机器人辅助下左心房黏液瘤切除术，均取得了良好效果[11]。此后，由达·芬奇机器人完成的心脏黏液瘤切除手术未见报道。外科切除心脏黏液瘤的基本原则是充分暴露肿瘤蒂部，切除肿瘤蒂部及其边界，完整移除肿瘤，重建房间隔缺损并反复冲洗心腔，探查其他心腔有无残余肿瘤[13]。对于机器人左心房黏液瘤切除术，笔者认为，采用机器人二尖瓣修复手术的入路原则及利用第四机械臂心房牵开器可以最大程度暴露黏液瘤。通过采取心脏右高左低位，可以切开更低位的右侧心包，这个切口可以极佳地暴露左心房。对于左心房黏液瘤，切口常从左心房前壁至右肺静脉，同时可延伸至上、下腔静脉后缘以扩大手术视野[12]。右心房黏液瘤可在心脏不停搏下经右心房斜切口直接切除[10]。

第四机械臂心房牵开器是一个显露心房的极佳装置。我们采用右侧肺静脉前左心房入路，内镜位于右侧胸壁第 4 肋间隙、腋前线内侧 5cm 处，手术视野正对左心房内，在心房牵开器的辅助下，黏液瘤结构及其蒂部可充分暴露。另外，手术视野被放大 10 倍，与常规的腔镜技术相比它实现了三维立体成像，可清楚地探查整个蒂部的范围，准确切除蒂部及部分心房肌[10]。本组 41 例左心房黏液瘤患者中，37 例经左心房入路切除肿瘤，术后无残余肿瘤及心房水平分流，随访未见肿瘤复发。

无论采用什么样的手术入路，其理想的切除效果应该包括完整切除肿瘤及部分心房壁或与其相连的房间隔组织[12]。目前对是否切除肿瘤所连的全层心肌或只切除心内膜下部分仍存在争议，且有报道称在肿瘤蒂部位置特殊，无法全层切除相应组织时，肿瘤复发的概率未见明显升高。我们的研究结果显示，对于蒂部起源于房间隔的黏液瘤，手术切除蒂部而不全层切除相应组织，其肿瘤的复发率未见明显升高。正如，Actis Dato[14] 及 McCarthy[15] 等指出，即使在解剖的必要性上需要加大黏液瘤的切除范围及厚度，其复发率也未见明显差别。我们的研究同时发现，有些黏液瘤的蒂部与心内膜连接较松弛，在被放大了 10 倍的机器人内镜系统下，肿瘤的切除变得更容易。而当黏液瘤的蒂部不能被完整切除时，我们烧灼黏液瘤的蒂部，防止其复发[10]。

相比于主动脉内充气球囊阻断升主动脉技术，Chitwood 阻断技术是一种安全、简单且经济实用的主动脉阻断方式[16]。我们认为，经右侧胸壁第 4 肋间隙和腋中线交点，利用 Chitwood 钳阻断升主动脉，再经右侧胸壁第 2 肋间隙直接插入 14F 静脉导管至升主动脉，灌注冷晶体停搏液是安全有效的[17]。工作孔可以变得更小。机器人手术系统可以更安全、有效，在笔者完成的手术中，没有死亡及中转开胸，仅有 2 例术后出现阵发性房颤。较传统正中开胸手术而言，平均住院日明显缩短，手术创伤更小，病人出院更早，并有极佳的美容切口[10]。

机器人心房黏液瘤切除术安全可靠，手术创伤小，手术结果良好，是可供选择的良好微创术式。

6.6 病例报告

全机器人左心房黏液瘤切除术并二尖瓣成形术

一名 18 岁的女性，因"活动后胸闷憋气 5 月"入院。术前超声心动图提示左心房内有一 6.4cm × 3.9 cm 的巨大黏液瘤，蒂部位于房间隔中部（图 6-28 A），肿瘤无钙化及分叶。同时，超声心动图发现二尖瓣前叶 A2 及 A3 区有一个 0.2cm 裂隙伴二尖瓣瓣环扩张，致二尖瓣大量反流（图 6-28 B），左心房明显扩大，心功能 Ⅲ 级。心尖部可闻及收缩期杂音。心电图提示窦性心律。胸片示心胸比正常，双肺纹理增粗。其余化验检查基本正常。

患者全麻后双腔气管插管。右侧胸部抬高 30°，右上肢置于半垂固定体位。插入 TEE 探头。右侧腹股沟韧带上方 2cm 处、沿皮纹方向开直径为 2cm 左右的切口，分离显露右侧股动、静脉并套带，股静脉置荷包缝合线；依据体重插入直径匹配的股动脉 17F 插管，超声引导下，股静脉置入 21F 单极静脉引流管，经右侧颈内静脉预置套管处穿刺插入上腔静脉引流管。左肺单肺通气后于右侧胸壁打孔，内镜孔位于右侧胸壁第 4

肋间隙、腋前线 6cm 处，避开乳腺组织，开直径为 1cm 的小孔作为内镜孔；于同一肋间隙、内镜孔下方 3cm 处，沿肋间隙方向开直径 2~3cm 的工作孔，左手引导下于左侧胸壁第 2 肋间隙和第 6 肋间隙、腋前线 3cm 处开直径 1cm 小孔，分别作为左右机械臂孔；工作孔下方 2~3cm 处、同一肋间隙插入阻断升主动脉的 Chitwood 钳备用；右侧胸壁第 5 肋间隙、左锁骨中线旁 1cm 处开直径为 1cm 小孔，作为第三机械臂入口。手术过程中胸腔内充 CO_2 防止气体栓塞。

体外循环开始后，切开右侧心包，悬吊并固定心包，显露左心房。沿房室沟下缘切开左心房壁，放置心房牵开器，暴露黏液瘤，可见一 6.4cm×3.8cm 的质软、黏液状、红褐色、椭圆形、

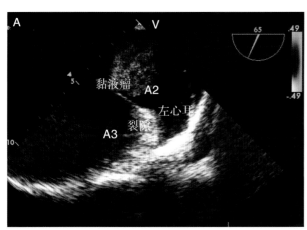

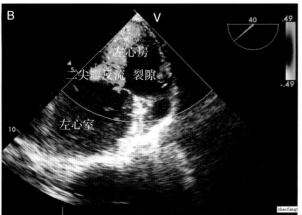

图 6-28　A. 左心房黏液瘤，肿瘤位于房间隔中部。B. 二尖瓣大量反流

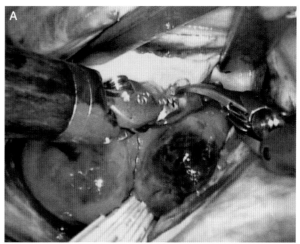

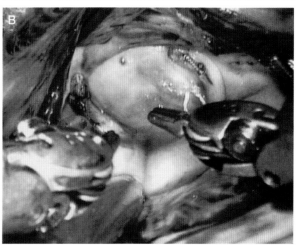

图 6-29　A. 在蒂部完整切除左心房黏液瘤。B. 二尖瓣成形效果满意

表面光滑的肿瘤位于房间隔上（图 6-29 A）。肿瘤无钙化及出血、坏死。仔细分离肿瘤及其蒂部，完整切除肿瘤，防止其脱落或残余。切下的肿瘤被放置在回收袋里并经工作孔取出。探查二尖瓣前叶 A2 及 A3 区有一长约 0.5cm 裂隙伴二尖瓣瓣环扩大，致二尖瓣关闭不全。间断缝合二尖瓣前叶裂，并植入 Cosgrove-Edwards 二尖瓣成形环（图 6-29 B），二尖瓣试水结果满意。两根 4-0 普理灵线连续缝合关闭左心房壁切口。术后患者恢复满意，无任何不良并发症，术后第 8 天康复出院。

（姚民辉　译）

参考文献

[1] Prichard RW. Tumors of the heart: review of the subject and report of one hundred and fifty cases. Arch Pathol, 1951,51:98-128.

[2] Gerbode F, Keith WJ, Hill JD. Surgical management of tumors of the heart. Surgery, 1967,61:94-101.

[3] McAllister HA, Fenoglio JJ Jr. Tumors of the cardiovascular system//Rubinstein L. Atlas of Tumor Pathology, Series Ishington. Washington, DC: Armed Forces Institute of Pathology, 1978.

[4] Silverman NA. Primary cardiac tumors. Ann Surg, 1980,91: 127.

[5] Sutton D, Al-Kutoubi MA, Lipkin DP. Left atrial myxoma diagnosed by computerized tomography. Br J Radiol, 1982,55:80.

[6] Symbas PN, Hatcher CR Jr, Gravanis MB. Myxoma of the heart: Clinical and experimental observations. Ann Surg, 1976,183:470.

[7] Ravikumar E, Pawar N, Gnanamuthu R, et al. Minimal access approach for surgical management of cardiac tumors. Ann Thorac Surg, 2000,70:1077.

[8] Ko PJ, Chang CH, Lin PJ, et al. Video-assisted minimal access in excision of left atrial myxoma. Ann Thorac Surg, 1998,66:1301.

[9] Gulbins H, Reichenspurner H, Wintersperger BJ. Minimally invasive extirpation of a left-ventricular myxoma. Thorac Cardiovasc Surg, 1999,47:129.

[10] Gao C, Yang M, Wang G, et al. Excision of atrial myxoma using robotic technology. J Thorac Cardiovasc Surg, 2010,139:1282-1285.

[11] Murphy DA, Miller JS, Langford DA, et al. Robot-assisted endoscopic excision of left atrial myxomas. J Thorac Cardiovasc Surg, 2005,130:596-597.

[12] Lawrence Cohn.Cardiac surgery in the adlut. 4th edition. New York: McGraw-Hill Professional, 2011.

[13] Schroeyers P, Vermeulen Y, Wellens F, et al. Video-assisted port-access surgery for radical myxoma resection. Acta Chir Belg, 2002,102:131-133.

[14] Actis Dato GM, de Benedictus M, Actis Dato A Jr, et al. Long-term follow-up of cardiac myxoma (7–31 years). J Cardiovasc Surg (Torino), 1993,34:41-43.

[15] McCarthy PM, Piehler JM, Schaff HV, et al. The significance of multiple, recurrent, and "complex" cardiac myxomas.J Thorac Cardiovasc Surg, 1986,91:389-396.

[16] Chitwood WR, Elbeery JR, Moran JM. Minimally invasive mitral valve repair: using a mini-thoracotomy and transthoracic aortic occlusion. Ann Thorac Surg, 1997,62:1477-1479.

[17] Gao C, Yang M, Wang G, et al. Totally robotic resection of myxoma and atrial septal defect repair. Interact Cardiovasc Thorac Surg, 2008,7:947-950.

第 7 章

机器人二尖瓣手术

Robotic Mitral Valve Surgery

Changqing Gao   Ming Yang

▶ 摘 要

　　过去的 25 年中，二尖瓣成形手术在临床上得到了极大的发展，并取得了良好的远期效果。手术腔镜、器械和体外循环灌注技术的发展，使得外科医生能够在微创的条件下完成二尖瓣成形。基于良好的手术效果，在某些医疗中心，微创二尖瓣成形已经成为标准术式。达·芬奇机器人手术系统1998年首次应用于二尖瓣成形术。随后，美国的 Chitwood 教授对机器人二尖瓣成形术进行了改良，利用达·芬奇手术系统的高分辨率、高自由度和器械的精细操作，以"钥匙孔"式的皮肤切口，完成了复杂的二尖瓣成形术。良好的临床效果基于术者手术经验的逐步积累。本章将讨论机器人二尖瓣成形和置换。

　　常规二尖瓣手术通常需胸骨正中开胸，并在体外循环下进行。由于技术的复杂性与体外循环的影响，二尖瓣微创手术发展远远落后于其他类型手术。直至 1995 年，闭式体外循环技术的应用，使得小切口二尖瓣手术成为可能，并逐渐在许多医疗中心成为主流。Loulmet 与 Carpentier[1] 将微创心脏外科手术分为 4 个阶段：直视、小切口（阶段 1），腔镜辅助（阶段 2、3），机器人手术（阶段 4）。

7.1 阶段 1：直视下小切口

　　早期的微创心脏瓣膜手术依旧在直视下进

行，仅对手术路径进行了改进。可选的手术路径包括：胸骨部分切开、胸骨旁切口和胸廓小切口等。Cosgrove 等[2-5] 的研究结果显示，小切口二尖瓣手术死亡率及并发症发生率均较低（1%~3%）。早在 1996 年，美国斯坦福医学院的医生团队[6-7] 就采用闭式体外循环和主动脉内球囊阻断（Port access）技术，完成了首例小切口二尖瓣手术（mini-incision mitral valve surgery, MIMVS）。至 1998 年，Cosgrove[8] 已完成 250 例胸骨小切口或胸骨旁切口二尖瓣微创手术，无围手术期死亡。由于二尖瓣瓣环平面接近矢状面，右侧胸廓小切口入路虽然使得术野更加深在，但可以近乎垂直地暴露二尖瓣瓣环。

　　以上研究结果验证了二尖瓣微创手术的安全性与可行性，为进一步改进术式、减少手术创伤打下了基础。

C. Gao, MD (✉) • M. Yang, MD
Department of Cardiovascular Surgery, PLA General Hospital,
No.28 Fuxing Road, Beijing 100853, People's Republic of China
e-mail: gaochq301@yahoo.com

C. Gao (ed.), *Robotic Cardiac Surgery*,
DOI 10.1007/978-94-007-7660-9_7, © Springer Science+Business
Media Dordrecht 2014

7.2 阶段 2：腔镜辅助小切口

腔镜辅助技术的出现，使得外科手术达到一个新的高度，并在 20 世纪 90 年代成为普通外科、整形外科、泌尿外科及妇产科的常规式式。但是，电视腔镜辅助下操作始终难以达到直视手术的灵活性。因此，对于血管吻合与相对复杂的心脏外科手术，电视辅助技术难以显示其优越性。电视辅助手术的另一优势是小切口。50%~70%的二尖瓣手术可以借助监视器，通过 4~6cm 的皮肤切口完成。电视辅助技术首先应用于解剖胸廓内动脉与先天性心脏病治疗[9-11]。1996 年，Carpentier 首先利用低温室颤技术完成电视辅助二尖瓣修补术[12]。紧随其后，Chitwood 通过小切口完成电视辅助二尖瓣置换术，并实现经皮主动脉球囊阻断和逆行停搏液灌注[13-14]。电视腔镜辅助技术有利于完成二尖瓣置换和简单修补。但对于复杂重建，依然需要在直视下进行[14]。

7.3 阶段 3：全腔镜下手术

1997 年，Mohr[15]首次将 AESOP 3000（Computer Motion, Santa Barbara, CA）语音操控腔镜机器人应用于心脏外科手术。这一系统通过语音控制自动调整镜头位置，使得镜头的移动更加平顺、可控，并省去了擦镜的步骤。稳定的视野对腔镜下进行复杂心脏手术有重要意义。在此基础上，随着三维成像技术、镜头控制与机械传动技术的改进，术者的操作也从体内转移至体外，使全腔镜下机器人辅助二尖瓣手术成为可能。

7.4 阶段 4：机器人手术

随着技术的创新，机器人二尖瓣手术迅速得以实现。1990 年 6 月，Carpentier[16]应用达·芬奇机器人手术系统的早期型号完成了第一例机器人二尖瓣手术。微创器械的"腕形"结构使得其像人的手腕一样，实现 7 个维度的旋转。术者在配有 3D 显示器的主操作台上操作，实现了术者动作与体内机械臂的无延时、完全的模仿，并有效过滤了术者手部抖动。Chitwood、Mihaljevic、Murphy 和 Smith[17]等已经在机器人二尖瓣手术方面积累了大量经验，并证实了达·芬奇机器人手术系统在二尖瓣手术，特别是复杂瓣叶修补中的优势。

7.5 机器人二尖瓣成形术

二尖瓣成形术较二尖瓣置换术在二尖瓣反流的治疗中更受青睐。二尖瓣成形术在保留左心室功能和几何形状、减少血栓栓塞风险和改善生存时间等方面有明显优势[18]。尽管单纯二尖瓣成形多已采用电视辅助技术并经小切口入路，如胸骨部分切开、右侧胸廓切口等[18]；但机器人系统的 3D 镜头与图像放大功能，可使手术损伤进一步减少，并获得更好的二尖瓣暴露视野。好的术野可以方便术者更加准确地判断瓣膜病变类型，并提高修复的成功率。1998 年，Carpentier[16]利用达·芬奇手术系统，完成了第一例全机器人二尖瓣成形术。2000 年，Chitwood 完成北美首例达·芬奇机器人辅助二尖瓣成形术[19]。随后，美国东卡罗莱纳大学完成相关技术的 I 期、II 期临床试验，并获得美国 FDA 认证。2000—2010 年，东卡罗莱纳大学已积累了超过 540 例全机器人二尖瓣手术的经验。2007 年至今，北京解放军总医院高长青院士团队，已应用达·芬奇手术系统完成了 800 例机器人心脏外科手术，其中二尖瓣手术近 220 例。

7.5.1 患者选择

机器人二尖瓣成形术应当严格遵循适应证与禁忌证。无冠状动脉病变和其他瓣膜病变的单纯二尖瓣反流或关闭不全是机器人手术的首选适应证。排除指征包括右侧胸腔手术史、二尖瓣瓣环严重钙化。在机器人手术时，在去除瓣环钙化过程中，钙化斑块容易掉入左心室，因此需要发明额外的手术器械来预防。二尖瓣狭窄也是机器人手术的适应证。瓣膜结构与瓣下附属结构的良好暴露，可以确保瓣膜交界切开术能够良好施行。肺功能较差的患者需要进行详细评估，明确能否耐受单肺通气。肺功能差的患者应在手术中尽早开始体外循环。

7.5.2　麻醉、体位和体外循环的建立

患者麻醉诱导后，体位如第 5 章所述，采用与机器人房间隔缺损修补术相同的右侧卧位，右胸抬高 30° ~ 40°。应预先放置经食管超声心动图（TEE）探头，以明确静脉导管位置并在之后用于评估手术疗效。体外除颤电极贴于如图所示的位置（图 7-1）。塌陷右肺后，于右侧乳头外侧 2~3cm、第 4 肋间隙植入 12mm Trocar。同一肋间隙再行 1.5cm 小切口，作为工作孔。此外，在第 2、6 肋间隙另做 8mm 切口，用于放置左、右机械臂，右侧机械臂通常经工作孔外侧 4~6cm 的第 6 肋间隙放置。第四机械臂孔位于右侧锁骨中线第 5 肋间隙（图 7-2）。然后，安装机器人系统（图 7-3）。体外循环经股动脉插管和同侧股静脉（21~23F）加右侧颈内静脉（15~17F）插管建立。右侧股动脉、股静脉及右侧颈内静脉插管需在 TEE 引导下建立（图 7-4）。

7.5.3　外科技术

于膈神经前纵行切开心包，延伸暴露升主动脉。于心包右侧缘与左前缘垂直缝合固定线。经腋中线第 4 肋间隙，应用 Chitwood 阻断钳阻断主

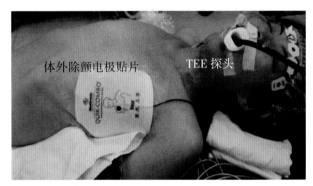

图 7-1　患者体位

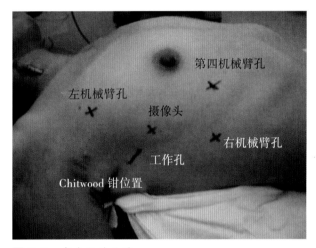

图 7-2　各个孔的位置

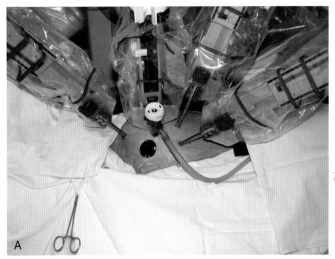

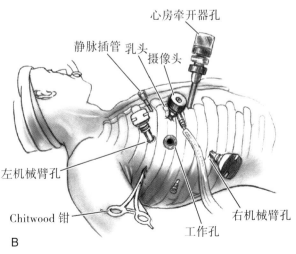

图 7-3　机器人二尖瓣成形术中患者同机器人系统的连接。A.机器人机械臂布局方法。B.示意图（经许可，引自参考文献 [21]）

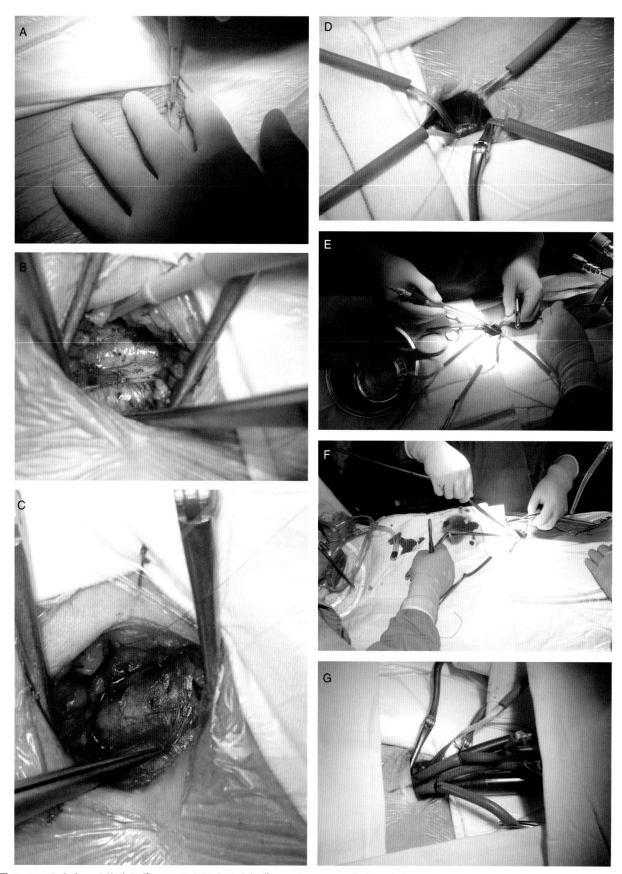

图 7-4 股动脉、股静脉插管。A.做右侧腹股沟韧带 2cm 切口。B.暴露股动脉、股静脉。C.股静脉留置荷包缝合线。D.圈套血管。E.导丝引导下置入动脉插管。F.导丝引导下置入静脉插管。G.股动脉、股静脉插管完成

动脉。注意避免损伤肺动脉、左心耳和左侧冠状动脉主干。经右胸前壁第 2 或 3 肋间隙，应用 14F BD 灌注针顺行灌注低温停搏液（图 7-5）。胸腔内持续吹入 CO_2。经房间沟切开左心房，向上延伸至上腔静脉，向下延伸至下腔静脉（图 7-6）。利用左心房牵开器拉开房间隔，暴露二尖瓣（图 7-7）。瓣膜钩探查二尖瓣及瓣下结构（图 7-8）。助手操作吸引管于左下肺静脉引流左心残余回血。

注入冷盐水探查瓣膜功能。达·芬奇手术系统可以实施所有类型的经典瓣膜成形。后叶脱垂可采用楔形切除或梯形切除（图 7-9），残余瓣叶使用 4-0 Gore-Tex 间断缝合（图 7-10）。再次注入盐水，评价有无残余瓣膜反流。

利用成形环重塑二尖瓣环对于二尖瓣成形的效果与长期疗效十分重要（图 7-11）。连续缝合或镍钛合金 "U" 形夹将成形环（Cosgrove Edwards, Edwards Lifesciences, Irvine, CA）固定

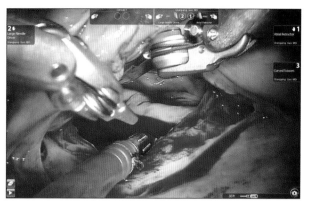

图 7-7　左心房牵开器暴露二尖瓣

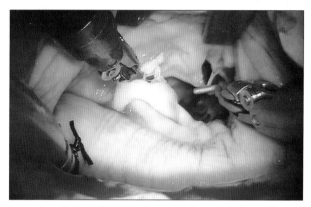

图 7-8　瓣膜钩探查二尖瓣及二尖瓣附属结构

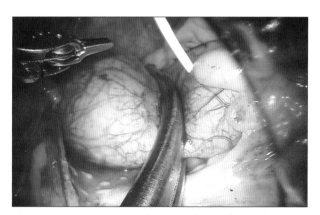

图 7-5　Chitwood 钳阻断升主动脉并顺行灌注停搏液

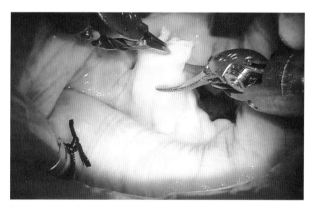

图 7-9　切除脱垂的 P2 区

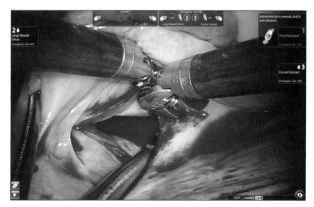

图 7-6　左心房切口

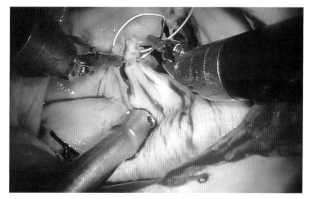

图 7-10　残余瓣叶边缘对合缝合

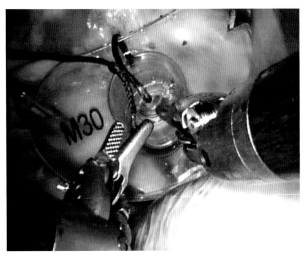

图 7-11　测量瓣环尺寸

于纤维三角及瓣环上。缝合深度应贯穿瓣环，深至左心室，并返回心房侧。

　　3 根 2-0 聚酯纤维缝线连续缝合固定成形环，流程如下（图 7-12）[20]：首先将成形环置入左心房，第一根缝线（长度 16 cm）的第一针穿透成形环、右纤维三角后，再次贯穿成形环，于心房一侧打结，继而顺时针方向同法连续缝合至成形环中点（图 7-12A）；第二根缝线（长度 14 cm）的第一针同样贯穿成形环、瓣环中点，并再次反向贯穿成形环，在心房面打结，线尾与第一根缝线打结固定（图 7-12B），之后继续顺时针连续缝合至左纤维三角（图 7-12C）；第三根缝线（长度 9 cm）的第一针于纤维三角左缘同法打结，并将线尾与第二根缝线线头打结固定（图 7-12D）。另一种采用 2 根缝线的方法流程如下：2 根缝线的起始针分别位于左、右纤维三角，方法同上，并分别沿着逆、顺时针方向连续缝合，至瓣环中点互相打结、固定（图 7-13）。

　　成形环也可使用钛合金"U"形夹固定（图 7-14、图 7-15）。"U"形夹两端同常规缝合一样穿过成形环和瓣环（图 7-14A）。用持针器松解"U"形夹的锁定装置（图 7-14B），镍钛合金自动塑形将成形环向原有瓣环组织挤压，并贴服在成形环上牢固固定（图 7-14C）。

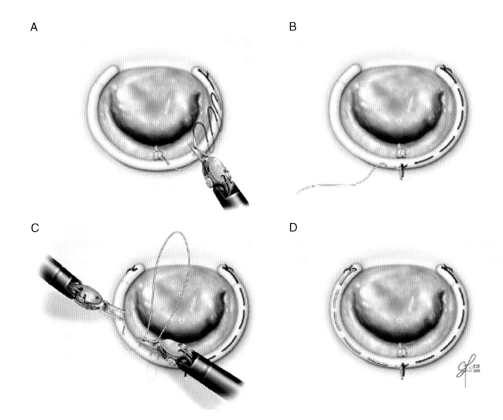

图 7-12　成形环连续缝合方法。A. 第一根缝线起自右纤维三角。B. 第二根缝线起自瓣环中点，线尾与第一根线打结。C. 第二根缝线顺时针缝合。D. 第三根缝线起自左纤维三角，线尾与第二根线打结（经许可，引自参考文献 [20]）

先天性二尖瓣前叶裂可以导致严重二尖瓣反流，需要手术治疗。使用手术机器人可以轻松修复单纯性二尖瓣前叶裂。通过对心内解剖结构的仔细研究，使用 4-0 Gore-Tex 缝线，采取间断缝

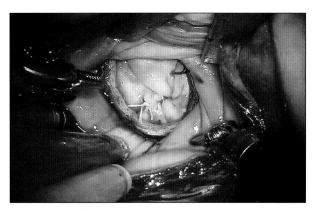

图 7-13　连续缝合方法固定成形环

合的方法，修补二尖瓣裂隙（图 7-16、图 7-17）。注入冷盐水检验二尖瓣成形效果（图 7-18）。如果伴二尖瓣瓣环扩大，则需要植入成形环，成形环的植入方法参考上文（图 7-19）。

由于机器人手术对于瓣下结构暴露更加清晰，使得 Gore-Tex 人工腱索植入更为简便。机器人条件下，瓣下结构暴露充分，方便术中判断、调整人工腱索的长度。首先探查瓣膜附属结构，寻找断裂腱索（图 7-20），使用带垫片的 4-0 Gore-Tex 缝线穿过乳头肌顶端（图 7-21），并穿过瓣叶游离缘（图 7-22）；助手协助持握缝线，术者调整腱索长度，之后术者持握缝线，由助手打结（图 7-23）。术者应在线结下方持住缝线，避免打结时线结继续滑动，而使人工

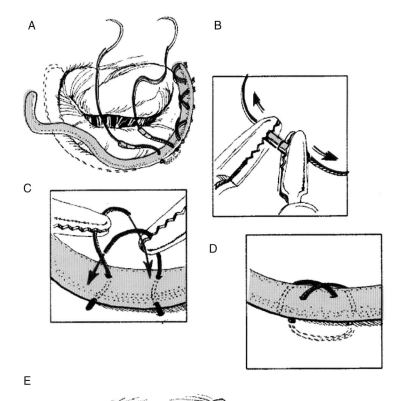

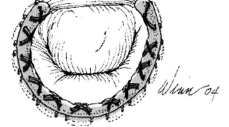

图 7-14　达·芬奇手术系统中使用的镍钛合金"U"形夹固定成形环。A."U"形夹穿过成形环和瓣环。B. 用持针器松解"U"形夹的锁定装置。C."U"形夹贴服在成形环上。D."U"形夹紧贴组织。E. 利用"U"形夹使成形环牢固固定（摘自 Lawrence Cohn. Cardiac Surgery in the Adult. 第 3 版）

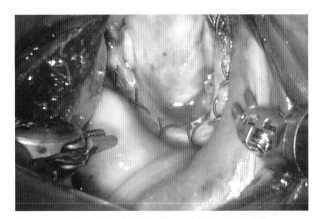

图 7-15　使用镍钛合金 "U" 形夹缝合完成的成形环

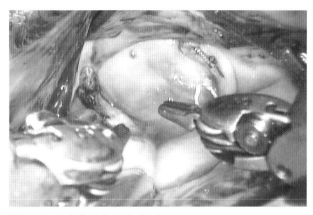

图 7-19　连续缝合固定成形环

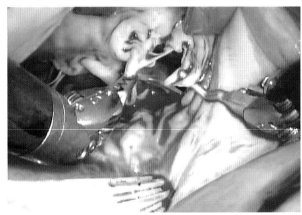

图 7-16　探查裂隙

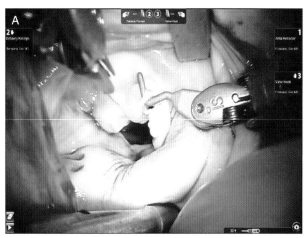

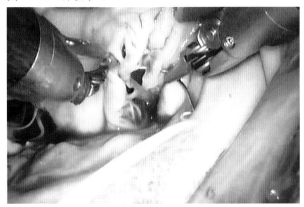

图 7-17　4-0 Gore-Tex 缝线间断缝合裂隙

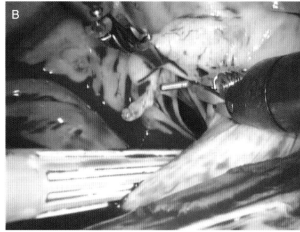

图 7-20　二尖瓣腱索断裂。A.A3 区腱索断裂。B.A2 区腱索断裂

腱索过短[21]。

　　二尖瓣成形满意后，连续缝合关闭心房切口。开放主动脉前应排空左心气体。拔除停搏液管后，缝合并经工作孔打结闭合穿刺点，循环平稳后停止体外循环。采用 TEE 检查手术效果。鱼精蛋白中和肝素后检查心脏切口是否有出血，如无出

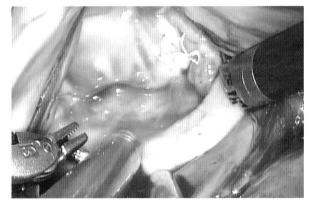

图 7-18　注入冷盐水检验瓣膜功能

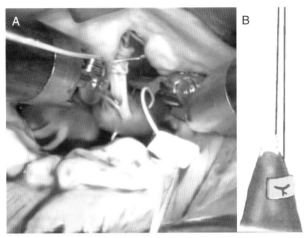

图 7-21　垫片加固的 4-0 Gore-Tex 缝线缝合于乳头肌头端。A. 术中照片。B. 示意图

血，关闭胸壁小孔，留置胸腔引流管（图 7-24），并撤除机器人系统。

7.5.4　术后管理

术后患者常规进入 ICU 治疗，并在血流动力学状态稳定、拔除气管插管后移入普通病房。12h 胸腔内引流量低于 50ml 时拔除胸腔引流管。所有患者均在出院前和出院后 3 月复查经胸超声心动图。

7.5.5　手术经验和学习曲线

2007 年 1 月至 2013 年 5 月，90 例患者于北京解放军总医院完成了机器人二尖瓣成形术（男

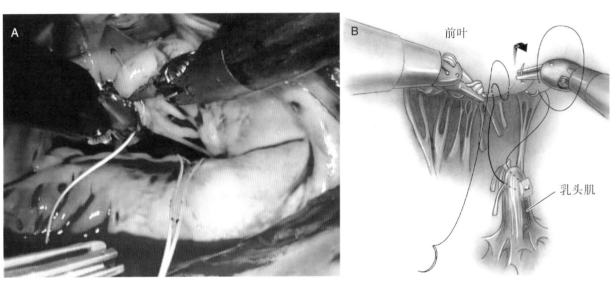

图 7-22　缝线穿过瓣膜游离缘。A. 术中照片。B. 示意图 (经 Siwek 和 Reynolds 许可，引自参考文献 [21])

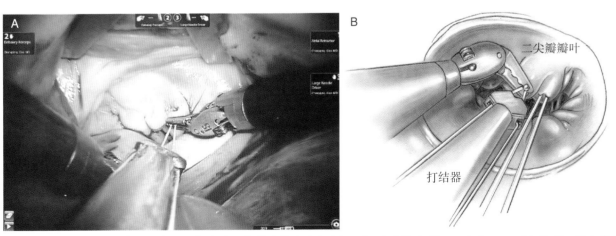

图 7-23　A. 线结下方持住缝线，避免线结继续滑动导致腱索过短。B. 示意图 (经 Siwek 和 Reynolds 许可，引自参考文献 [21])

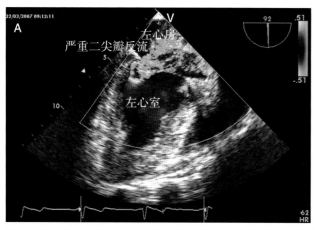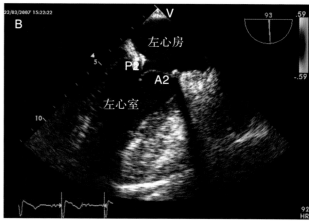

图 7-24　常规使用 TEE 评估手术效果。A. 术前严重二尖瓣反流。B. 术后 TEE 影像

性 59 例，女性 31 例），平均年龄为 45.2 岁（范围 14~62 岁），全部患者均诊断为单纯性二尖瓣反流。排除标准包括：不耐受单侧肺通气、禁忌建立外周动静脉体外循环或其他不适宜经开胸入路手术的患者（表 7-1）。

　　修补技术包括楔形切除、人工腱索植入和瓣环成形等（表 7-2）。全部患者无器械相关或手

表 7-1　术前超声心动图诊断二尖瓣病变类型 (n=90)

病变类型	例数
后叶	76
P2 脱垂	37
P2 脱垂伴腱索断裂	8
P2 脱垂伴 P2 区穿孔	8
P3 脱垂伴腱索断裂	14
P3 脱垂伴 P3 区穿孔	1
P1 脱垂伴腱索断裂	2
P1 脱垂伴 P1 区穿孔	2
P1 脱垂伴 P3 区穿孔	1
P1、P2 区脱垂	3
前叶	14
A3 脱垂伴腱索断裂	4
A3 区裂隙	3
A2 区裂隙	2
A2、A3 区间裂隙	3
A1、A2 区间裂隙	2

表 7-2　瓣膜手术类型 (n=90)

术式	例数
后叶切除 + 成形环植入	67
后叶切除	3
成形环植入	2
人工腱索 + 成形环植入	6
前叶修补	4
前叶修补 + 成形环植入	8

术相关并发症发生。

　　平均手术时间为 296.2 min（范围 200 ~ 490 min），平均体外循环时间 130 min（70~152 min），平均升主动脉阻断时间 87.9 min（47~122 min）。每 5 例患者为一组，统计手术时间、体外循环时间和主动脉阻断时间，计算各组间的变异系数。将上述数据进行回归分析显示，手术时间随例数增加明显缩短（图 7-25 至图 7-27）。

　　术后超声心动图显示 88 例患者无二尖瓣反流（97.8%），2 例患者出现微量二尖瓣反流（2.2%），患者住院时间为 5~8 d，全部患者平安出院，切口外观满意（图 7-28）。

7.5.6　总　结

　　综上所述，几乎所有二尖瓣成形术式均可使用机器人手术系统完成[21]。相对禁忌证是既往右侧胸部手术、肥胖、重度二尖瓣环钙化。机器人器械操作，如左心房牵开器牵开、成形环连续缝

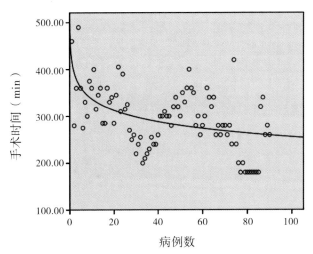

图 7-25　手术时间的学习曲线 [y (min)=392.5−25.1　ln(x);
$r^2 = 0.167$, $P = 0.000$]

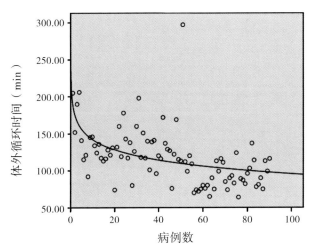

图 7-26　体外循环时间的学习曲线 [y (min) =184.3−
18.4　ln (x)；$r^2 = 0.184$, $P = 0.000$]

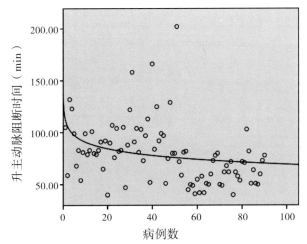

图 7-27　升主动脉阻断时间与实施例数的线性关系
（$r^2 = 0.064$, $P = 0.035$ ）

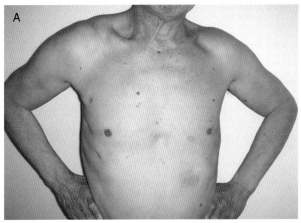

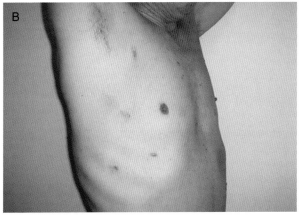

图 7-28　机器人二尖瓣修补术后 1 年，切口前面观 (A)
和右侧面观 (B)

合技术等，使得二尖瓣修复在保证手术质量的同时得到极大简化。然而，尽管机器人二尖瓣成形术存在诸多优点，但仍然需要通过与传统方法的比较评价其中远期疗效。实施全机器人二尖瓣修复的医生应当拥有丰富的常规手术经验，并且随访二尖瓣功能 [22]。

7.6　机器人二尖瓣置换术

7.6.1　麻醉、体位和体外循环的建立

机器人系统的设置、体外循环建立方法同上文所述。患者需要较长时间单肺通气，因此使用双腔气管插管。TEE 可用于协助建立股动脉、股静脉体外循环。经工作孔放入左心吸引管，左心房牵开器经右锁骨中线第 4 肋间隙插入。

7.6.2 外科技术

内镜孔位于右胸壁第 4 肋间隙乳头外侧 2~3cm。同一肋间隙再做 2.0cm 左右小切口作为工作孔，并于切口中置入软质套管（图 7-29）。机器人系统的微创器械通过右胸壁上的 3 个 8mm 鞘管进入胸腔。右侧机械臂切口位于工作孔外侧第 6 肋间隙，左侧机械臂切口位于第 2 肋间隙，第四机械臂通过锁骨中线第 5 肋间隙进入胸腔。

通过股动、静脉及右侧颈内静脉插管建立体外循环。经腋中线第 4 肋间隙置 Chitwood 钳（Scanlan International, Minneapolis, MN）阻断升主动脉（图 7-30）。14G 穿刺针用于顺行注入停搏液，并在术后用于排气。如果有必要，也可反复注入停搏液。常规用 TEE 评价导管位置、排气情况及手术效果。术中 CO_2 持续吹入术野。经房间沟切开左心房，以暴露二尖瓣（图 7-31、

图 7-32）。所有二尖瓣置换均采用标准缝合方法，后叶需尽可能保留（图 7-33 至图 7-35）。测量瓣环后，自 11 点方向逆时针预置特氟龙垫片加固缝线，使用小止血钳依次于体外固定缝线，通常需要 10~12 根缝线（图 7-36、图 7-37），助手协助将缝线穿过人工瓣环后，将人工瓣膜经工作孔送入胸腔并固定，经工作孔使用推结器打结（图 7-38 至图 7-43），心房切口使用 4-0 聚四氟乙烯线连续缝合（W. L. Gore & Associates, Flagstaff, Ariz），关闭左心房前常规排气，闭合左心房后通过停搏液灌注管排气，随后放开 Chitwood 钳，开放升主动脉。缝合主动脉穿刺点，经工作孔以推结器打结。循环平稳后撤除体外循环。留置胸膜腔引流管，并以 TEE 评估人工瓣膜功能[23]。

7.6.3 手术经验和学习曲线

二尖瓣手术最常用的路径是胸骨正中切口。

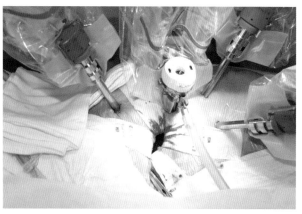

图 7-29 软质牵开器为瓣膜假体输送提供更大的空间

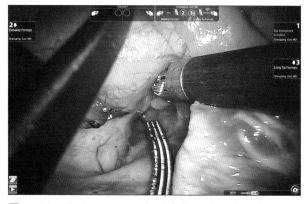

图 7-30 使用 Chitwood 钳避免损伤肺动脉、左心耳及左冠状动脉主干

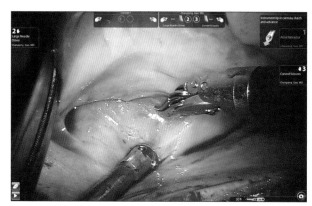

图 7-31 切开房间沟

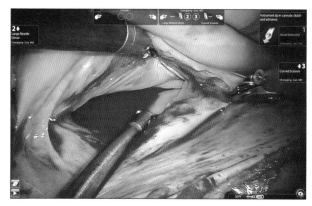

图 7-32 左心房小切口延伸至上腔静脉及下腔静脉后下方

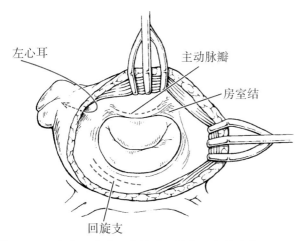

图 7-33　在左心房牵开器帮助下探查二尖瓣结构

左心耳　主动脉瓣　房室结　回旋支

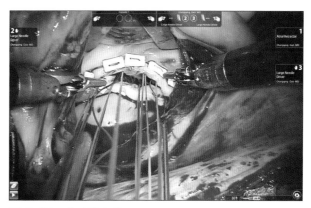

图 7-37　整理缝合线

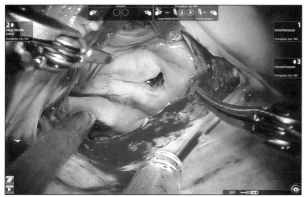

图 7-34　二尖瓣瓣环周围结构 (引自 Cohn 参考文献 [1])

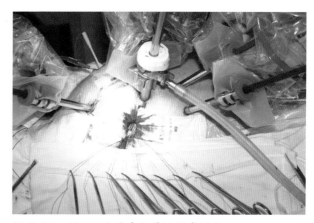

图 7-38　间断缝合线在体外按顺序摆放

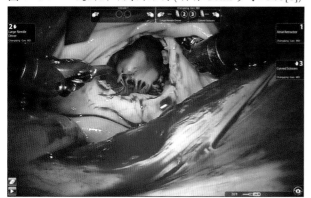

图 7-35　前叶切除，保留后叶

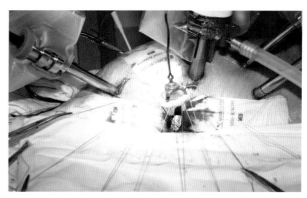

图 7-39　床旁助手协助在体外将缝线穿过人工瓣环

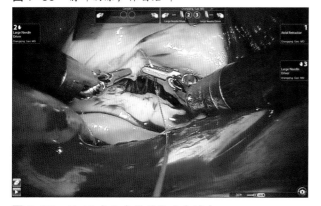

图 7-36　从 11 点方向逆时针方向缝合

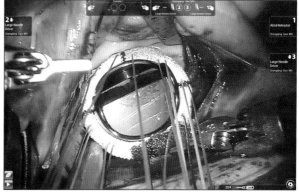

图 7-40　瓣膜经工作孔进入左心房

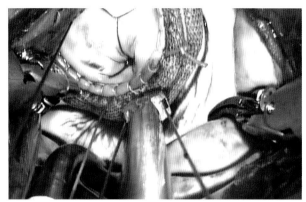

图 7-41 床旁助手使用推结器收紧缝线

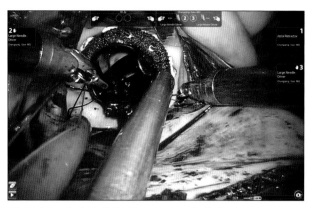

图 7-42 床旁助手使用 Cor-Knot 打结器

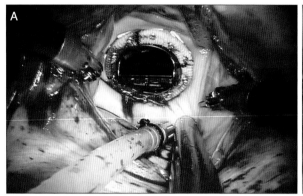

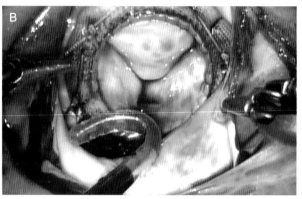

图 7-43 二尖瓣置换完成。A. 机械瓣。B. 生物瓣

虽然此方法可以直接进入心脏，并获得良好的手术术野，但造成的伤口需要数月才能完全愈合，导致恢复期延长和患者运动受限，引发感染等严重并发症，甚至导致患者死亡[23]。

相比之下，机器人心脏手术使得外科医生拥有更加卓越的能力，使医生可以利用一个 3 cm 左右的工作孔，在不切除和牵拉肋骨的条件下进行二尖瓣置换。由于学习曲线的客观存在，新技术的应用往往伴随着潜在的危险。但我们相信，在实施超过 500 例各种类型的机器人心脏手术后，机器人手术系统将成为微创心脏手术的最佳手术解决方案[23]。

3D 数字视觉系统使术者获得自然深度感知与高倍数放大视野[18]，完美地展现了所有心腔、二尖瓣瓣下结构。这一优势在小左心房情况下尤为突出。尽管许多研究报道了达·芬奇机器人手术系统在二尖瓣修复中的优异性能，但对于机器人二尖瓣置换的研究尚不充分。我们所有的患者在随访中均获得了满意治疗结果，无晚期血栓栓塞及瓣周漏发生。尽管在随访中并未发生移植物术中污染，但体外打结并通过狭窄的工作孔引入人工瓣，可能会增加患者患感染性心内膜炎的风险[23]。

机器人二尖瓣置换的缝合技术也与传统开放手术不同。无论机械瓣和生物瓣均使用带特氟龙垫片的瓣膜缝线，自 11 点位置沿逆时针方向缝合。这种缝合方式可以有效预防瓣下梗阻，并防止套线。每针线均由小血管钳夹住，顺序固定于体外[23]（图 7-37、图 7-38）。

缝合瓣膜通常需要 10~12 针缝线（图 7-43）。缝线在体外穿入人工瓣环后，顺势经工作孔送入胸腔，台上助手利用推结器打结。打结过程中，主刀医生应注意检查线结的松紧程度。如果线结过松，则由主刀医生使用机械臂收紧线结。

我们也逐渐开始尝试使用 Cor-Knot 打结器（LSI Solution, Victor, NY）（图 7-42）。初步经验显示，使用 Cor-Knot 打结器可以明显缩短手术时间，且效果较为满意[23]。

任何新技术的应用无疑需要经过漫长的学习曲线。机器人心脏外科手术团队与主刀医生同样需要经过艰苦的学习曲线才能真正发挥该技术的优势。本团队的学习曲线见图 7-44 及图 7-45。结果显示，升主动脉阻断时间随着手术例数的增加明显缩短。本团队学习曲线相对较短，主要原因在于本团队积累了大量相关不同类型的机器人心脏手术经验[23]。

此外，自开展机器人心脏外科手术以来，笔者的团队成员相对固定。我们的经验表明，只有在整个团队经过大量的训练和学习曲线之后，才能使机器人心脏外科手术得到满意的结果[5-9, 23]。

总之，机器人辅助二尖瓣置换术对于单纯二尖瓣狭窄患者安全有效。3D 数字视觉系统为术者提供了完美的术野和清晰的二尖瓣瓣下结构。这在直视手术中是难以做到的。3D 数字视觉系统也为低年资医生提供了观察经验丰富的外科医生操作的机会，有利于缩短他们的学习曲线，避免错误发生[23]。

回顾性分析显示，从 2008 年 11 月到 2013 年 5 月，40 例患者接受了全机器人二尖瓣置换术。患者年龄（47±10）岁（范围 32~66 岁）。女性 18 例，男性 22 例。所有患者均为单纯性二尖瓣病变。术前超声心动图显示：二尖瓣狭窄合并反流 11 例，单纯二尖瓣狭窄 29 例。所有患者左心室射血分数均处于正常范围。中度瓣环钙化不作为患者的排除标准。

所有患者均在全腔镜下进行，30 例患者采用机械瓣膜，10 例患者采用生物瓣膜。无中转其他术式或手术相关院内死亡发生。

平均手术时间 320min（140~405 min），平均体外循环时间 127.5 min（89~198 min），平均升主动脉阻断时间 87.9 min（47~151 min）。

手术时间、体外循环时间和升主动脉阻断时间均采用回归分析统计。结果显示：体外循环时间和升主动脉阻断时间随着手术例数增加明显缩短（图 7-44、图 7-45）。

7.6.4　总　结

机器人技术可安全有效地应用于二尖瓣置换术。良好的术野和灵巧的机械臂控制是机器人手术的主要优势[23]。机械臂腕状装置可以沿着二尖瓣瓣环平面做各个方向的转动，极大地提高了在狭小空间操作的灵巧性与缝合的准确性。从学习曲线角度我们可以看到，手术时间随着手术例

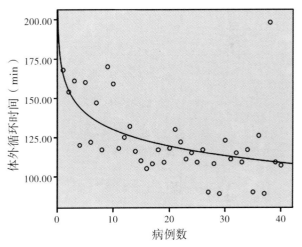

图 7-44　体外循环时间的学习曲线 [y（min）=172.1−18.9 ln（x）；r^2=0.539，P=0.000]

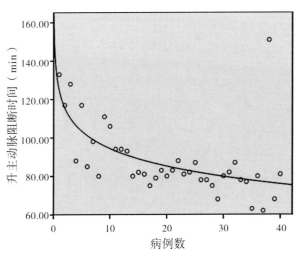

图 7-45　升主动脉阻断时间的学习曲线 [y（min）=132.2−17.4　ln（x）；r^2=0.717，P=0.000]

数的增加明显缩短。毫无疑问，这种变化得益于机器人系统设置的优化、使用时间延长、团队的默契配合和术者经验的积累。

新技术的诞生只是艰苦的科学探索中的一段旅程，绝不是终点。以现有成果为基础，外科医生必须继续严谨评估机器人技术和其他所有新技术。尽管前途光明，但无论怎样小心谨慎都不为过。外科医生必须十分谨慎，因为机器人手术的安全性、术后恢复速度、患者主观感受、手术费用和远期预后尚未确定。传统的瓣膜手术仍然具有稳定的远期预后和较低的并发症发生率及死亡率，仍然是机器人二尖瓣手术理想的比较对象。

（冯泽坤　王嵘　译）

参考文献

[1] Lawrence Cohn.Cardiac surgery in the adlut. 3rd edition. New York: McGraw-Hill Professional, 2008.

[2] Gundry SR, Shattuck OH, Razzouk AJ, et al. Facile minimally invasive cardiac surgery via ministernotomy. Ann Thorac Surg, 1998,5:1100-1104.

[3] Grove DM, Sabik JF, Navia J. Minimally invasive valve urgery. Ann Thorac Surg, 1998,65:1535-1538.

[4] Arom KV, Emery RW. Minimally invasive mitral operations. Ann Thorac Surg, 1997,63:1219-1220.

[5] Navia JL, Cosgrove DM. Minimally invasive mitral valve operations. Ann Thorac Surg, 1996,62:1542-1544.

[6] Stevens JH, Burdon TA, Peters WS, et al. Port-access coronary artery bypass grafting: a proposed surgical method. J Thorac Cardiovasc Surg, 1996,111:567-573.

[7] Pompili MF, Stevens JH, Burdon TA, et al. Port-access mitral valve replacement in dogs. J Thorac Cardiovasc Surg, 1996,112:1268-1274.

[8] Cosgrove DM, Sabik JF, Navia J. Minimally invasive valve surgery. Ann Thorac Surg, 1998,65:1535-1538.

[9] Acuff TE, Landrenau RJ, Griffith BP, et al. Minimally invasive coronary artery bypass grafting. Ann Thorac Surg, 1996,61:135-137.

[10] Nataf P, Lima L, Regan M, et al. Minimally invasive coronary surgery with thoracoscopic internal mammary dissection: surgical technique. J Card Surg, 1996,11:288-292.

[11] Burke RP, Wernovsky G, van der Velde M, et al. Videoassisted thoracoscopic surgery for congenital heart disease. J Thorac Cardiovasc Surg, 1995,109:499-507.

[12] Carpentier A, Loulmet D, Carpentier A, et al. Open heart operation under videosurgery and minithoracotomy: First case (mitral valvuloplasty) operated with success. C R Acad Sci III, 1996,319:219.

[13] Chitwood WR, Elbeery JR, Chapman WHH, et al. Videoassisted minimally invasive mitral valve surgery: the "micro-mitral" operation. J Thorac Cardiovasc Surg, 1997,113:413-414.

[14] Chitwood WR, Elbeery JR, Moran JM. Minimally invasive mitral valve repair: using a mini-thoracotomy and transthoracic aortic occlusion. Ann Thorac Surg, 1997,63:1477-1479.

[15] Falk V, Walter T, Autschbach R, et al. Robot-assisted minimally invasive solo mitral valve operation. J Thorac Cardiovasc Surg, 1998,115:470-471.

[16] Carpentier A, Loulmet D, Aupecle B, et al. Computer assisted open-heart surgery. First case operated on with success. CR Acad Sci II, 1998,321:437-442.

[17] Nifong LW, Chitwood WR, Pappas PS, et al. Robotic mitral valve surgery: A United States multicenter trial. J Thorac Cardiovasc Surg, 2005,129:1395.

[18] Anderson CA, Chitwood WR. Advances in mitral valve repair. Future cardiol, 2009,5(5):511-516.

[19] Chitwood WR, Nifong L, Elbeery JR, et al. Robotic miral valve repair: trapezoidal resection and prosthetic annuloplasty with da Vinci surgical system J Thorac Cardiovasc Surg, 2000,120:1171-1172.

[20] Tomislav M, Craig MJ, Marc Gillinov, et al. A novel running annuloplasty suture technique for robotically assisted mitral valve repair. J Thorac Cardiovasc Surg, 2010,139:1343-1344.

[21] Siwek LG, Reynolds B. Totally robotic mitral valve repair. Oper tech thorac cadiovasc surg, 2007,12:235-249.

[22] Jan DS, Suyong AM, Chon L. Minimally-invasive valve surgery. J Am coll Cardiol, 2010,56(6):454-462.

[23] Gao C, Yang M, Wang G, et al. Robotically assisted mitral valve replacement. J Thorac Cardiovasc Surg, 2012,143(4 Suppl): S64-S67.

心脏不停搏下机器人冠状动脉旁路移植术
Robotic Coronary Bypass Graft on Beating Heart

Changqing Gao Ming Yang

▶ **摘 要**

　　微创冠状动脉旁路移植（CABG）的最终目标是在不开胸的情况下实施完全的血管吻合，避免体外循环的不良作用，尽量减小切口和手术创伤。心脏不停搏下的全内镜CABG的开展已经接近上述目标。

　　1999年首次报道了利用达·芬奇手术系统开展的全内镜CABG，自此，借助机器人技术实施不开胸CABG已近20年，尽管这是一个里程碑式的进步，但全球开展这一手术的数量仍十分有限。

　　作者团队于2008年首次通过达·芬奇手术系统实施了心脏不停搏下机器人CABG。本章详尽介绍了胸骨微小切口心脏不停搏下微创直接CABG、心脏不停搏下全内镜CABG，以及杂交血运重建的经验。

8.1　机器人胸廓内动脉游离

　　微创冠状动脉旁路移植（CABG）的最终目标是在不开胸的情况下实施完全的血管吻合，避免体外循环的不良作用，尽量减小切口和手术创伤。借助达·芬奇四臂机器人手术系统在不开胸的情况下实施非体外循环心脏跳动下CABG是迄今为止微创心脏手术技术的最高境界。胸廓内动脉是CABG中的首选移植血管，其良好的远期通畅率和长期生存率早已被大量循证医学证据所证实。机器人手术技术的进步减少了手术创伤、

C. Gao, MD(✉)·M. Yang, MD
Department of Cardiovascular Surgery, PLA General Hospital,
No.28 Fuxing Road, Beijing 100853, People's Republic of China
e-mail: gaochq301@yahoo.com

C. Gao (ed.), *Robotic Cardiac Surgery*,
DOI 10.1007/978-94-007-7660-9_8, © Springer Science+Business
Media Dordrecht 2014

促进了术后恢复。1999年，Loulmet使用达·芬奇机器人系统完成了世界首例机器人辅助下的CABG[1]。

　　机器人CABG的首要步骤是机器人胸廓内动脉的游离，包括带蒂游离和骨骼化游离。同带蒂游离相比，骨骼化游离可提供较长的胸廓内动脉和更大的吻合口，且桥血流更大、出血更少[2]，而全机器人CABG需要更长的血管有利于血运重建。已有研究证实了骨骼化游离胸廓内动脉的可行性和安全性[3-4]。

8.1.1　麻醉及体位特点

　　患者仰卧于手术床左缘（图8-1）。左侧胸部抬高，左上肢置于半垂固定体位。全身麻醉后借助支气管镜插入双腔气管插管，采用右肺单肺通气。右肺单肺通气对保证游离胸廓内动脉时具有足够的手术视野至关重要。右侧桡动脉穿刺建立动脉血压

监测。经颈内静脉插入双腔静脉导管或肺动脉导管监测心功能。手术的对侧肺行单肺通气的同时，向手术侧胸腔吹入 CO_2（8~10mmHg）。手术侧胸腔吹入 CO_2 往往导致血压下降和循环不稳定。单肺通气也会导致低氧血症和高碳酸血症。右前和左后胸部贴好体外除颤电极板备用（图 8-2），患者左侧胸部抬高、左上肢半垂位固定，手术床右倾 30°，完全暴露左胸前、侧壁。女性患者还要在消毒铺单后，用手术贴膜将乳房向正中固定覆盖。

8.1.2 外科技术

手术一般经由左侧入路，即于患者左侧胸壁打孔（图 8-3）。内镜孔位于第 5 肋间隙、腋前线 4~6cm 处；左、右机械臂孔位于左右旁开四横指处（一般为第 3 及第 7 肋间隙）。三孔形成一条直线，直径均为 0.8cm 左右（图 8-4、图 8-5）。

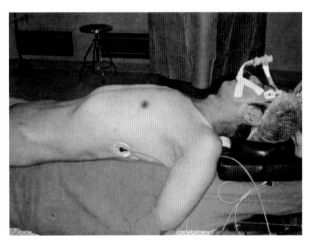

图 8-1　患者平躺于手术床左缘

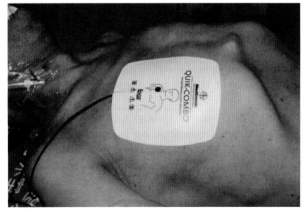

图 8-2　体外除颤电极板贴于胸壁

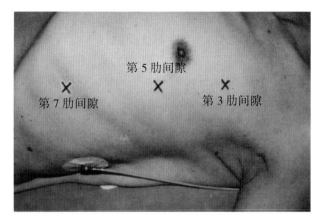

图 8-3　标记工作孔以分离获取左胸廓内动脉

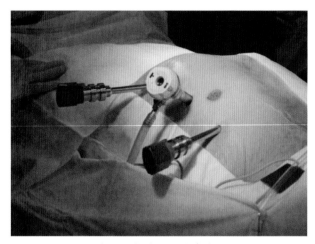

图 8-4　放置器械以分离获取左胸廓内动脉

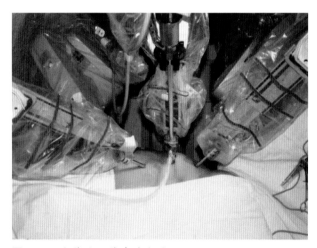

图 8-5　安装达·芬奇手术系统

内镜进入胸腔后，给予 CO_2 加压，胸腔内压力维持于 6~8mmHg。此时应注意监测血流动力学变化情况，部分患者需要一段时间适应 CO_2 正压通气带来的心率、血压变化。内镜以 30°角向上进入胸腔探查胸廓内动脉，左右微创器械插入套管，最后机器人系统的机械臂车推至患者左侧适当位置并与镜头和微创器械完成所有连接。

　　术者于控制台上通过三维成像系统观察胸腔内结构，利用手柄控制机械臂骨骼化法游离胸廓内动脉。电刀电凝功率设定为 10W，在胸廓内动脉两侧切开，分支处电凝后切断，必要时以钛夹夹闭较大侧支。向上游离至第 1 肋间隙，向下游离至第 6 肋间隙（图 8-6 至图 8-9）。游离右侧胸廓内动脉时，采用游离左侧胸廓内动脉相同的手术入路，分离前纵隔后进入右侧胸腔后游离；若游离双侧胸廓内动脉，则先游离右侧再游离左侧（图 8-10 至图 8-16）。利用机器人手术系统可方便地全程游离单侧或双侧胸廓内动脉，游离

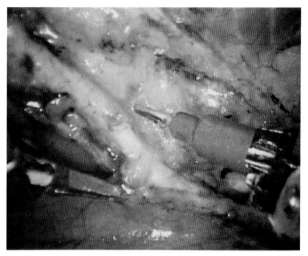

图 8-8　采用单极电刀结扎小的血管分支

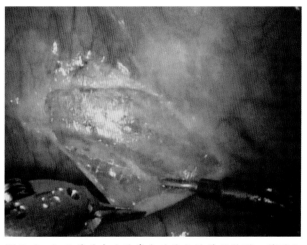

图 8-6　切开覆盖在左胸廓内动脉上的壁层胸膜、筋膜和肌肉

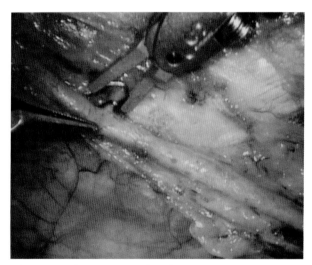

图 8-9　钳夹大的肋间动脉分支止血

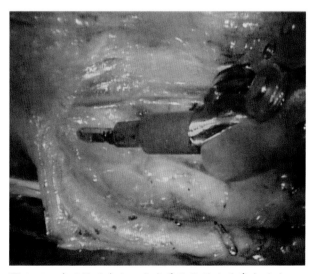

图 8-7　采用低功率电刀分离骨骼化的左胸廓内动脉

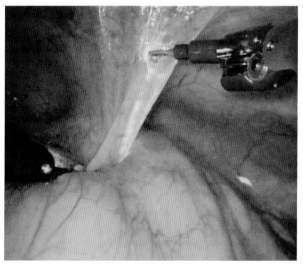

图 8-10　切开前纵隔

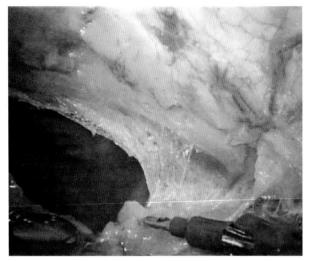

图 8-11　打开右侧胸膜腔暴露右侧胸廓内动脉

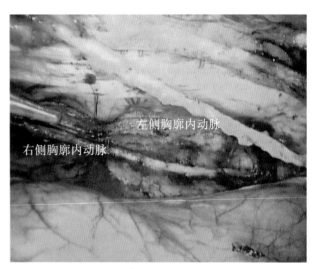

图 8-14　分离双侧胸廓内动脉

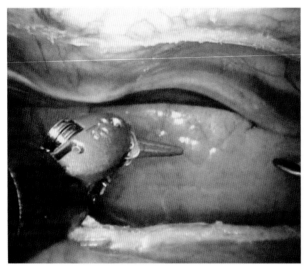

图 8-12　识别右侧胸廓内动脉

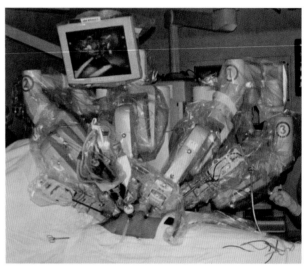

图 8-15　分离右侧胸廓内动脉时右侧入路的手术系统放置

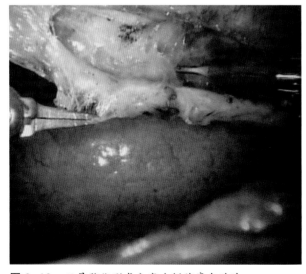

图 8-13　以骨骼化形式分离右侧胸廓内动脉

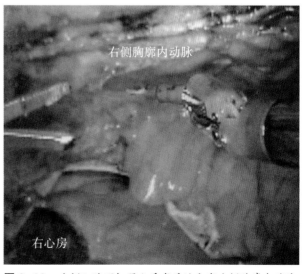

图 8-16　右侧入路下机器人手术系统分离右侧胸廓内动脉

的长度和范围完全不受限，具有其他方法无法比拟的优势。游离完毕后，改变镜头方向，游离心包表面脂肪，沿前降支走行方向切开心包，暴露靶血管。

8.1.3　手术经验和学习曲线

机器人辅助内镜下胸廓内动脉获取术在初期存在学习曲线。2007 年 4 月至 2013 年 5 月，作者所在单位共完成 220 例心脏不停搏下全机器人 CABG（全内镜下 CABG 100 例，机器人辅助小切口 CABG 120 例）。患者年龄（58.9±10.1）岁（范围 33~78 岁）。所有病例均成功完成胸廓内动脉获取术（包括单独左侧、单独右侧及双侧），无一例胸廓内动脉受损或遭弃用。游离时间（30.8±8.7）min（范围 16~52min）。机器人胸廓内动脉游离时间的学习曲线为：y（min）=57.8-5.5ln（x），$P<0.01$，$r^2=0.342$（图 8-17）。

全机器人 CABG 的实现需要机器人手术设备的进步，而更重要的是该手术是由一系列复杂的手术步骤构成的[5]。其中，机器人游离胸廓内动脉就是一个关键步骤。

对于接受机器人胸廓内动脉游离的患者，术前应常规行胸廓内动脉三维 CT 评估血管质量。机器人胸廓内动脉游离是完成机器人 CABG 的先决条件。经过一个明显的学习曲线后，术者游离

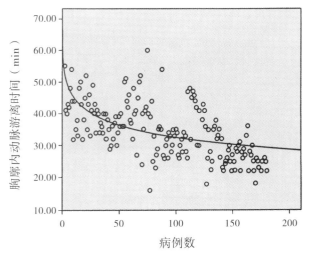

图 8.17　分离胸廓内动脉的学习曲线 [y（min）=57.8-5.5ln（x）；$r^2=0.342$，$P=0.000$]

胸廓内动脉的时间会明显缩短。本研究显示大约 30 例手术后，胸廓内动脉游离时间缩短至稳定水平，时间在 25~30min。开始的准备时间过长可能是由于新系统操作的复杂性及手术团队缺乏经验所致[6]。

Bolotin 等报道了在狗模型上游离胸廓内动脉的时间为 39~48min[7]。Falk 等和 Reuthebuch 等也报道了在初期存在学习曲线且准备时间较长。Falk 等报道在 50 例之后胸廓内动脉游离时间为 40min[8]。Reuthebuch 等的研究表明，经过学习曲线后左侧胸廓内动脉的游离时间可降至 35min[9]。

总之，机器人辅助胸廓内动脉游离技术是安全的，并且是全内镜下 CABG 的前提。经过学习曲线后，胸廓内动脉游离时间明显缩短。人口学基础特征及胸廓大小不影响胸廓内动脉游离时间。胸廓内动脉损伤概率与传统胸腔镜获取的接近[6]。

8.2　微创小切口心脏不停搏下冠状动脉旁路移植术（MIDCAB）

胸廓内动脉游离完毕后，沿左侧膈神经前方切开心包，部分膈神经心包分支可用电刀烧断，这样有利于手术视野的暴露和胸廓内动脉放置在合适的位置（图 8-18）。然后通过确认左前降支或靶血管走行来明确左侧微创切口合适的肋间

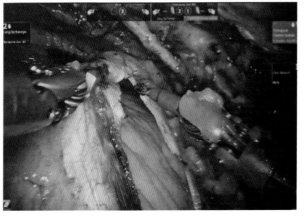

图 8.18　打开心包

位置，通常在左侧第4肋间隙行6cm切口进胸（图8-19）。全身肝素化（ACT>350s）后，剪断左侧胸廓内动脉远端，并用血管夹将其暂时固定于心包（图8-20）。如果采用右侧胸廓内动脉进行吻合，则优先游离右侧再游离左侧胸廓内动脉，并且采用骨骼化全程游离（图8-16）；如果右侧胸廓内动脉用于复合血管，则从根部剪断并固定于心包上备用。左侧胸部小切口可位于第4或第5肋间隙，开胸后用牵开器撑开切口（图8-21、图8-22）。左前降支远端用稳定器稳定后，采用7-0聚丙烯线将左侧胸廓内动脉与前降支进行端侧吻合（图8-23）。通常左侧胸廓内动脉原位吻合于左前降支或序贯吻合于对角支（图8-24、图8-25），而右侧胸廓内动脉复合血管吻合于侧壁靶血管；或者将右侧胸廓内动

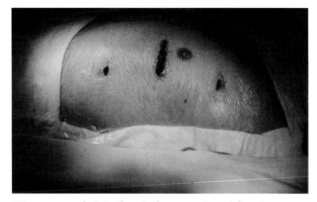

图 8-21　可在左侧第4或第5肋间隙做胸部小切口

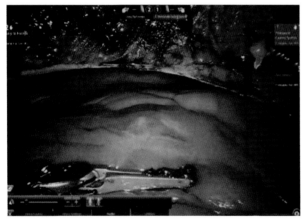

图 8-19　识别靶血管

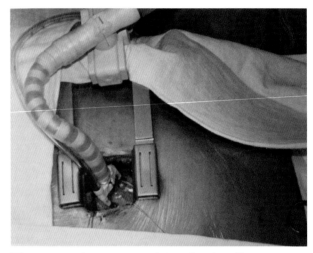

图 8-22　用牵开器和心脏稳定器暴露靶血管

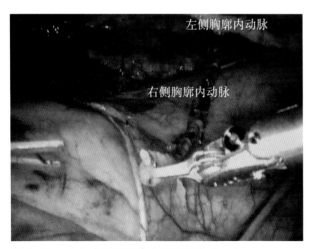

图 8-20　用血管夹将胸廓内动脉固定于心包

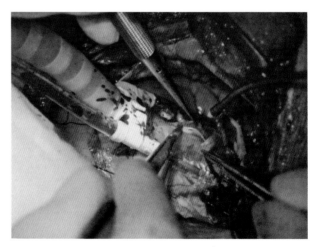

图 8-23　用7-0聚丙烯线将左侧胸廓内动脉与左前降支进行端侧吻合

脉吻合于左前降支，而左侧胸廓内动脉与侧壁血管吻合。所有的复合血管都是在旁路移植之前完成吻合的。术口切口见图8-26。

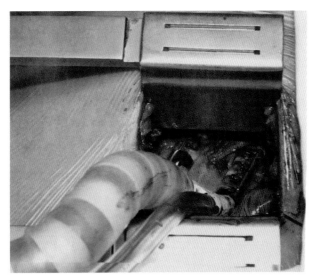

图 8-24　左侧胸廓内动脉吻合于左前降支

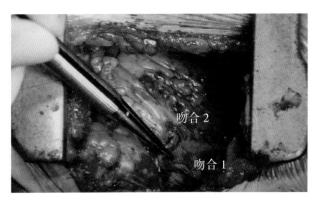

图 8-25　左侧胸廓内动脉序贯吻合于左前降支和对角支

8.2.1　手术经验和学习曲线

本组共 120 例患者（男性 86 例，女性 34 例）接受 MIDCAB 手术。平均年龄 58.9 岁（38~77岁），平均体重 70.6kg（44~100kg），平均身高165.9cm（153~178cm），平均左心室射血分数63.7%（44%~72%），左心室平均直径 44.8mm（35~57mm）。

平均手术室停留时间为 240.8min（180~300min），平均手术时间 182.9min（160~200min）。平均胸廓内动脉游离时间 33.4min（16~45min）。

3 例患者接受双胸廓内动脉吻合（"Y"型或序贯）（图 8-27）。5 例患者采用了右侧胸廓内动脉（其中，1 例因左侧胸廓内动脉质量差，2 例将右胸廓内动脉吻合至右冠状动脉，另外 2例将胸廓内动脉吻合至左前降支）。2 例患者将

右胸廓内动脉吻合至右冠状动脉（图 8-28），2 例患者左侧胸廓内动脉吻合至对角支（图 8-29），还有 1 例患者右侧胸廓内动脉吻合至左前降支（图8-30）。4 例患者采用序贯吻合（图 8-31），2 例患者采用右侧胸廓内动脉 – 左前降支同时左侧胸廓内动脉 – 对角支吻合（图 8-32），其余均采用左侧胸廓内动脉 – 左前降支吻合（图 8-33）。

桥血流为（21.3±12.6）ml/min（15~56 ml/min）。所有患者均采用 64 排螺旋 CT 扫描复查，通畅率为 97.1%。平均随访时间为 13.1 个月（1~70 个月）。所有患者切口恢复满意（图 8-34、图 8-35）。

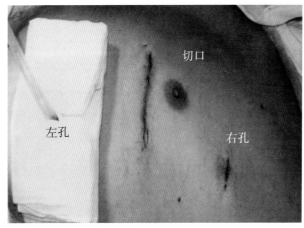

图 8-26　MIDCAB 术后切口

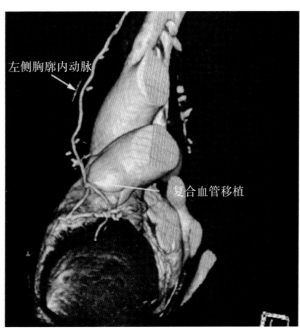

图 8-27　采用复合移植术 "Y" 型吻合于左前降支和对角支

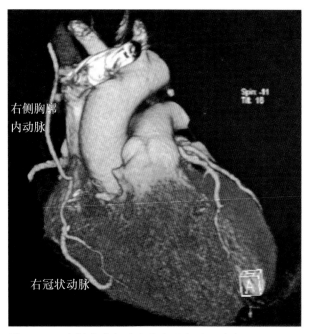

图 8-28　右侧胸廓内动脉吻合至右冠状动脉

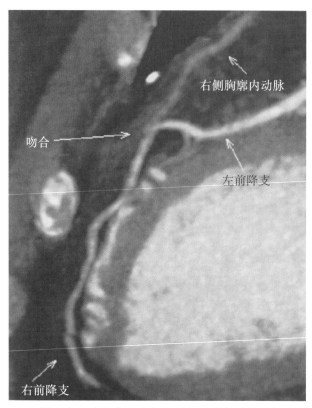

图 8-30　右侧胸廓内动脉吻合至左前降支

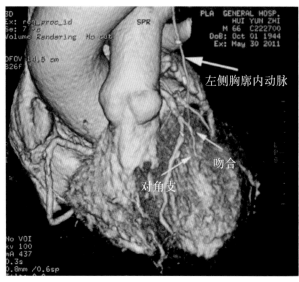

图 8-29　左侧胸廓内动脉吻合至对角支

8.3　全机器人内镜下冠状动脉旁路移植术（TECAB）

对于手术指征明确的患者，传统的 CABG 术能够保证完全血运重建且远期效果良好，能够减少心脏不良事件。介入手术治疗缺血性冠状动脉综合征的发展使手术创伤更小，人们开始重新关注微创手术方式。目前的手术治疗倾向于更小的切口、更短的住院时间及更快的术后康复。随着

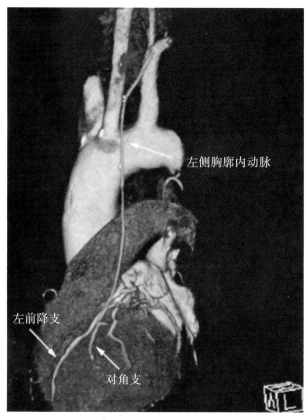

图 8-31　左侧胸廓内动脉采用序贯吻合

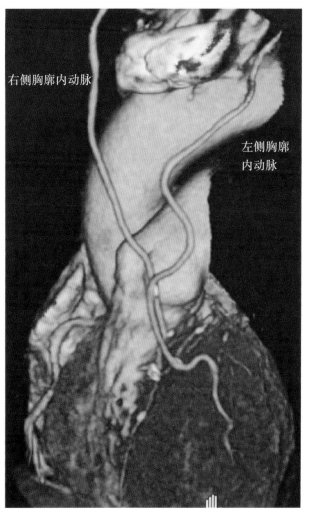

图 8-32 左侧胸廓内动脉吻合于对角支，且右侧胸廓内动脉吻合至左前降支

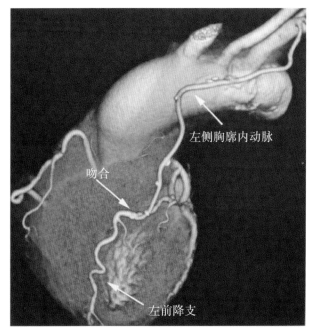

图 8-33 左侧胸廓内动脉吻合于左前降支

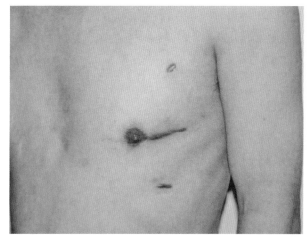

图 8-34 1 例 MIDCAB 患者，术后 1 个月

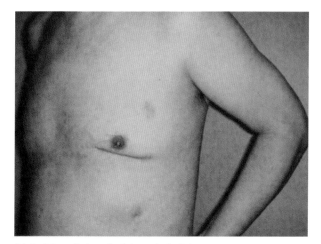

图 8-35 术后 3 个月切口愈合良好

机器人手术技术的引入，TECAB 在 20 世纪 90 年代后期开始施行。1999 年，Didier Loulmet 完成了第 1 例心脏停搏下全机器人冠状动脉旁路移植术[1]。此后又有多个研究者报道了不停搏 TECAB[10-11]，但是目前全球范围内 TECAB 例数仍较少。

8.3.1 外科技术

TECAB 要求患者在单肺通气下完成不停搏心脏手术，应保证手术室体位合适以便操作。常规麻醉后采用双腔气管插管并进行右肺单肺通气。胸前贴除颤电极片后左侧胸部抬高 30°（图 8-36）。患者左侧手臂通过宽松的布单悬吊保护。女性患者在消毒铺单后，用一次性贴膜将乳房固定于偏正中位置。

在左侧腋前线 2~3cm 靠近中线位置的第 3、5、7 肋间隙分别切一个 0.8~1cm 的切口（图 8-37）。左肺塌陷后将内镜套筒插入中间切口并持续充入 CO_2（压力 6~8mmHg，循环稳定的情况下最大不超过 12mmHg）。将内镜以 30° 角向上插入并探查胸腔和胸廓内动脉走行及位置。左右套管分别插入机械臂后将手术车与机械臂固定连接（图 8-38、图 8-39）。

采用机器人将左侧胸廓内动脉从锁骨下静脉至分叉处全程骨骼化游离（图 8-40），用止血夹夹闭较大侧支并用电刀烧断小侧支（图 8-41）。通常第 1 和第 2 肋间动脉较粗大，因此采用止血夹夹闭。少数病例在游离左侧胸廓内动脉同时将紧邻的伴行静脉游离。将左侧胸廓内动脉通过少许结缔组织连接于胸壁以防止掉落在心包上。去除心包脂肪（图 8-42）并打开心包（图 8-43）。

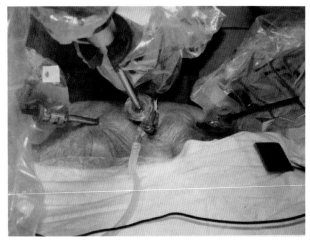

图 8-38　系统装置

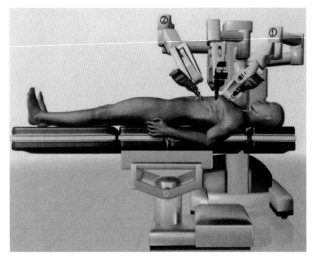

图 8-39　患者侧中心柱与其颈部对齐

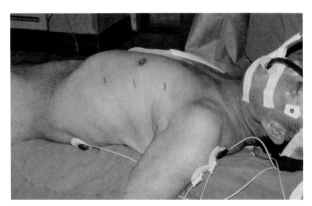

图 8-36　患者仰卧位且左侧胸部抬高 30°

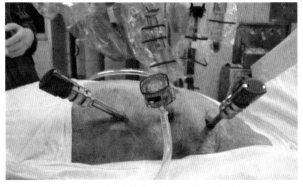

图 8-37　TECAB 术前获取左侧胸廓内动脉的各孔口设置

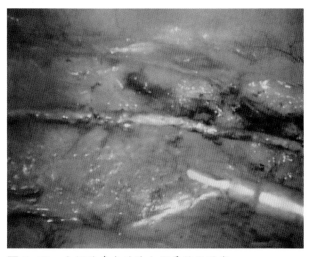

图 8-40　左侧胸廓内动脉全程骨骼化游离

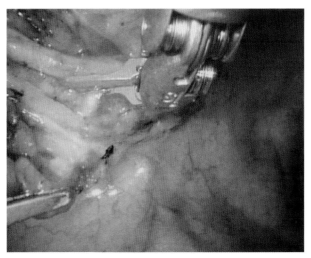

图 8-41　用止血夹夹闭较大侧支

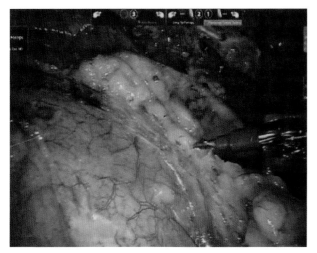

图 8-42　去除心包脂肪

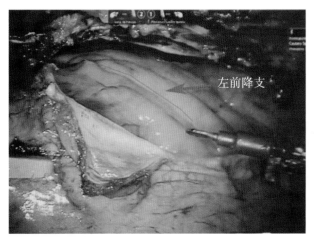

图 8-43　打开心包

左心室心尖部心包保留以避免形成心包疝。将内镜 30° 向下时明确靶血管部位（图 8-44）。

在肋弓下左锁骨中线插入 12mm 稳定器至胸腔（图 8-45、图 8-46）。用 5F 细管向骨骼化的左侧胸廓内动脉喷洒罂粟碱液（图 8-47）。所有吻合耗材都通过此切口送入胸腔（图 8-48）。全身肝素化后将左侧胸廓内动脉部分斜切并保留少许不离断（图 8-49）。放入 5 个 S18 "U" 形夹并置于左侧胸廓内动脉远端附近（图 8-50）。离断全部左侧胸廓内动脉并按照一定方向固定于心包。

在术者的操控下将稳定器固定于左前降支并保持一定张力（图 8-51），左前降支充分游离后阻断其远端和近端（图 8-52 至图 8-54）。将左前降支切开（图 8-55）并采用"降落伞"技术把左侧胸廓内动脉吻合于左前降支（图 8-56）。

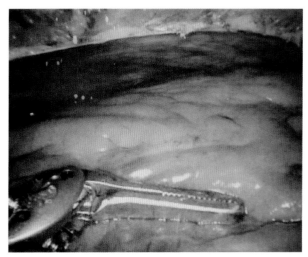

图 8-44　识别靶血管

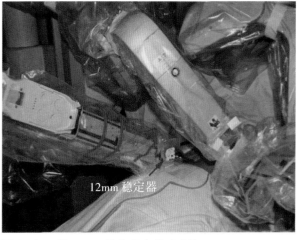

图 8-45　将 12mm 稳定器安装至系统

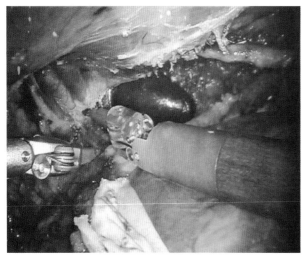

图 8-46　肋下 12mm 稳定器辅助纵隔切开

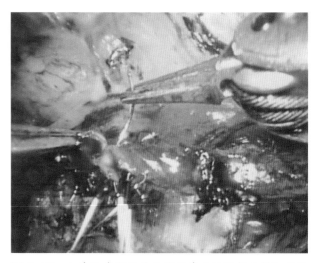

图 8-49　全身肝素化后将左侧胸廓内动脉部分斜切并保留少许不离断

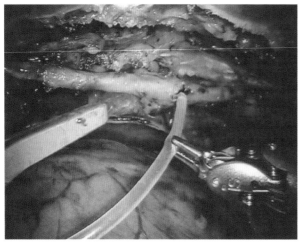

图 8-47　用 5F 细管向骨骼化的左侧胸廓内动脉喷洒罂粟碱液

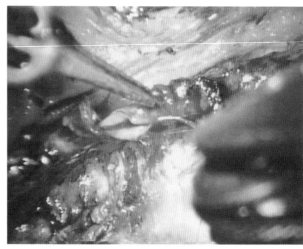

图 8-50　放入 5 个 S18 "U" 形夹并置于左侧胸廓内动脉远端附近

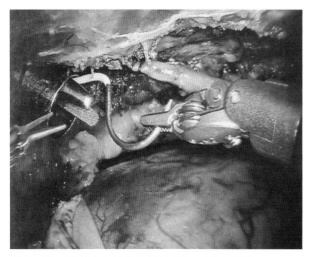

图 8-48　所有吻合耗材都通过此切口送入胸腔

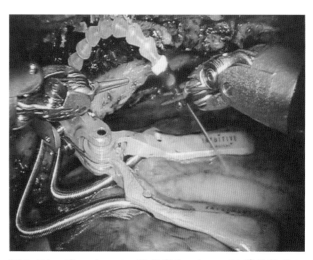

图 8-51　将 EndoWrist 稳定器和 ClearField 灌注器置入靶点

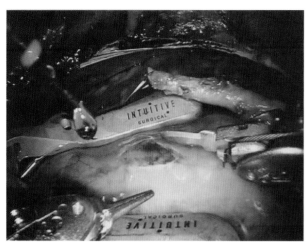

图 8-52　游离左前降支

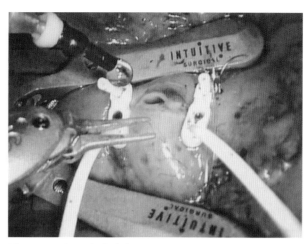

图 8-55　切开左前降支

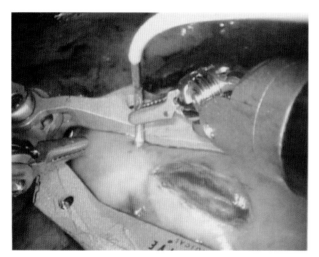

图 8-53　用阻断带阻断左前降支远端

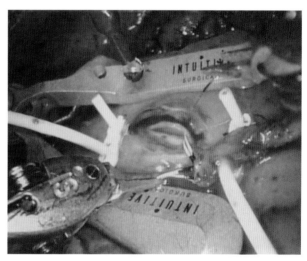

图 8-56　采用"降落伞"技术把左侧胸廓内动脉吻合于左前降支

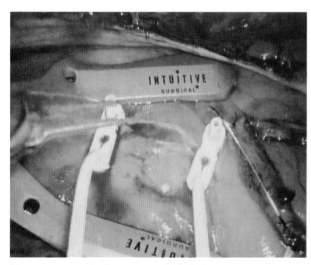

图 8-54　用阻断带充分阻断左前降支远端和近端

吻合中先将 5 个"U"形夹由内到外缝至左前降支远端（图 8-57），再将其余 3 个以上"U"形夹缝至前降支近端（图 8-58），最后将左侧胸廓内动脉覆盖于冠状动脉。移去阻断带后检查吻合口（图 8-59）。打开心包时和冠状动脉吻合时静脉给予利多卡因防止室性心律失常。鱼精蛋白中和后用瞬时测量探头测量桥血流（图 8-60）。将其余所有吻合材料移出胸腔后放置引流管。移去机器人手臂并缝合所有切口（图 8-61）。

采用同样的方法可将右侧胸廓内动脉吻合

于右冠状动脉主干。右侧胸廓内动脉可通过机器人经右侧胸腔游离，正好与左侧手术相反。手术吻合方式与左侧胸廓内动脉吻合至左前降支相同（图 8-62 至图 8-64）。

8.3.2 手术经验和学习曲线

解放军总医院共完成 100 例 TECAB，并且全部成功。有 2 例患者因靶血管显露不佳而转为侧开胸。胸廓内动脉游离时间、阻断时间和吻合时间分别为（34.9±9.6）min（18~55min）、（19.5±8.4）min（7~41min）和（10.0±4.2）min（5~21min）。手术时间为（150.1±55.9）min（120~188min）。学习曲线如图 8-65 至图 8-68。

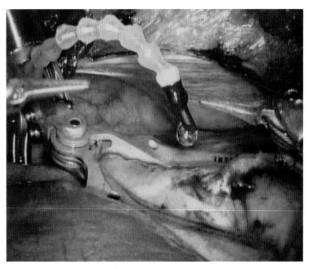

图 8-59 移去阻断带后检查吻合口

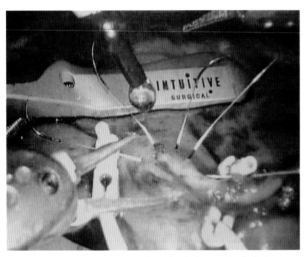

图 8-57 将 5 个 "U" 形夹由内到外缝至左前降支远端

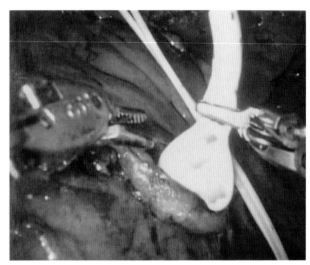

图 8-60 用瞬时测量探头测量桥血流

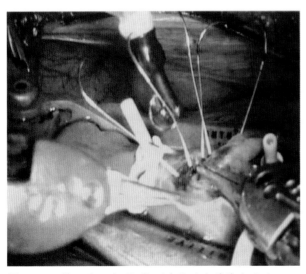

图 8-58 将 3 个以上 "U" 形夹缝至左前降支近端

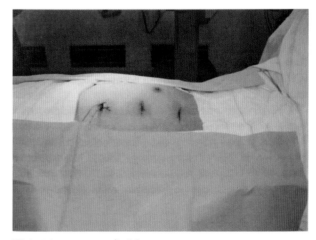

图 8-61 TECAB 术后切口

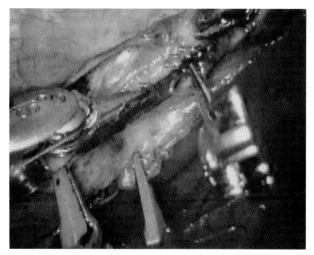

图 8-62　右侧胸廓内动脉骨骼化游离并预备吻合于右冠状动脉

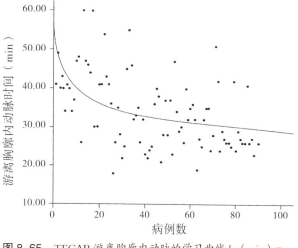

图 8-65　TECAB 游离胸廓内动脉的学习曲线 [y（min）= $50.1-4.5\ln(x)$；$r^2=0.185$，$P=0.000$]

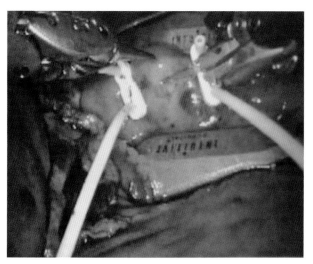

图 8-63　TECAB 中右侧胸廓内动脉吻合于右冠状动脉的步骤

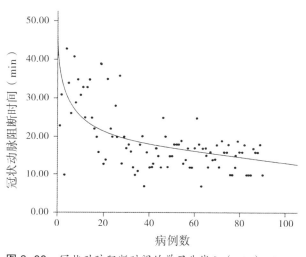

图 8-66　冠状动脉阻断时间的学习曲线 [y（min）=$38.2-5.5\ln(x)$；$r^2=0.366$，$P=0.000$]

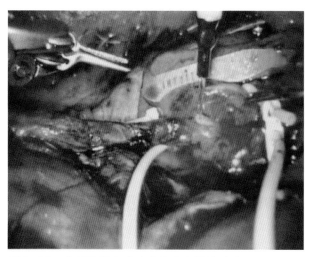

图 8-64　右侧胸廓内动脉吻合于右冠状动脉

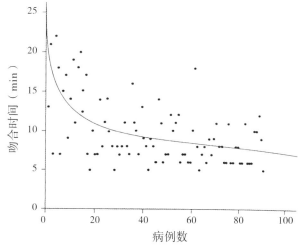

图 8-67　吻合时间的学习曲线 [y（min）=$18.3-2.5\ln(x)$；$r^2=0.285$，$P=0.000$]

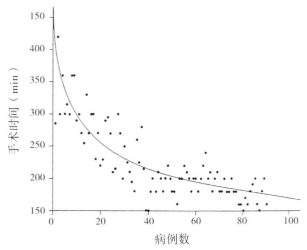

图 8-68　手术时间的学习曲线 $[y（min）=400.9-49.9\ln（x）；r^2=0.663，P=0.000]$

桥血流为（35.8±18.2）ml/min（10~103ml/min）。胸腔引流量为（164.9±83.2）ml（70~450ml）。术后肌钙蛋白和同工酶水平均在正常范围内，且无一例术后出现心绞痛症状。

正如之前所述，由于未采用体外循环，因此胸腔空间有限。在保证回心血量正常和未影响心脏收缩的情况下，CO_2 压力可能会高于 6~8mmHg（建议值）；另外，吻合时对循环的稳定要求更高，因为在 10 倍术野的放大下，靶血管任何微小的移动都会导致手术失败。TECAB 对于有选择性的患者是安全有效的，能够保证良好的近中期吻合效果和手术效果。

TECAB 要求术者有丰富的开胸手术经验、稳定而受过良好训练的手术团队，以及一定的学习曲线。因为达·芬奇机器人能够完成什么样的手术是根据术者的技术经验而非达·芬奇机器本身。

本研究中，我们发现在手术时间、阻断时间和吻合时间均存在一定的学习曲线。由于术中的意外事件会延长手术时间，因此要求手术团队要尽一切可能避免发生手术事故并注意所有细节。

有 8 例患者在出院前通过 CT 血管造影复查桥血管，其余通过冠状动脉造影复查桥血管。冠状动脉造影和 CT 血管造影显示桥血管通畅率为 100%（图 8-69、图 8-70）。出人意料的是，有 2 例患者的左侧胸廓内动脉中段形成了侧支（图 8-71）但是无任何症状。出院后，所有患者在 3 个月、6 个月和 12 个月复查时显示桥血管通畅率为 100%。其中 1 例患者术后 6 个月胃出血。随访时间（18.39±11.8）月（1~62 月）。ICU 住院时间为（1.5±0.9）d（1~3d）。无任何并发症发生，并且所有患者手术切口愈合满意（图 8-72）。

8.4　杂交冠状动脉血运重建手术

尽管经过了数十年的科学临床研究，对于冠状动脉多支病变患者最适当的治疗仍然存在争论。过去 30 年的前瞻性随机研究已经证明，对

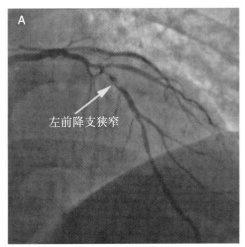
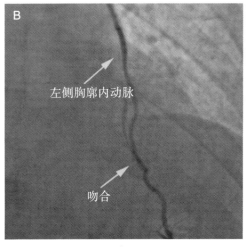

图 8-69　冠状动脉造影显示左前降支近端严重狭窄（A）和左侧胸廓内动脉移植（B）

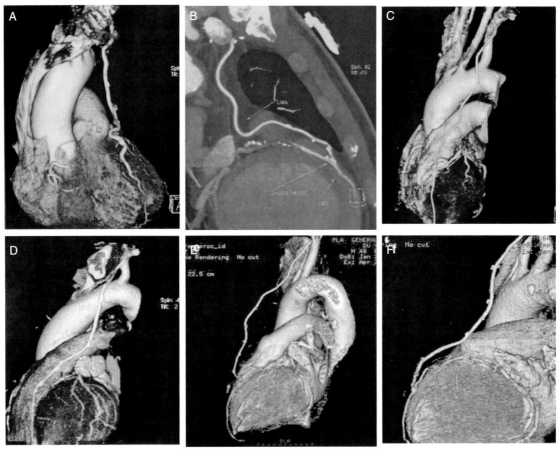

图 8-70　TECAB 后 CT 血管造影检查。A. 术后 3 个月。B. 术后 6 个月。C. 术后 1 年。D. 术后 2 年。E. 术后 3 年。F. 术后 5 年

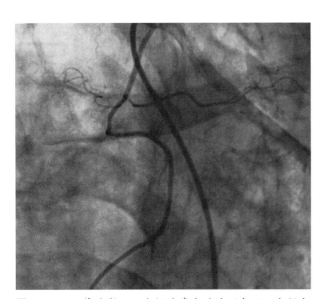

图 8-71　血管造影显示左侧胸廓内动脉形成了一个侧支

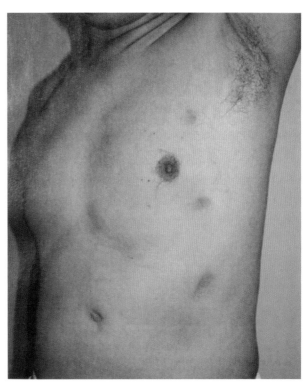

图 8-72　男性患者，TECAB 后 1 个月

于多支血管冠心病患者，CABG 能够提供比药物治疗和经皮冠状动脉介入治疗（PCI）更好的长期症状缓解和生存获益[12-13]。然而，PCI 更加微创、恢复更快速，并且在适当选择的患者中短期并发症发生率也比冠状动脉旁路移植术更低。目前普遍认为，CABG 的优势在于将左侧胸廓内动脉吻合于左前降支并保证了远期生存率[14]。目前采用微创心脏技术能够完美地将单支左侧胸廓内动脉吻合于左前降支进行血运重建[14]。杂交冠状动脉血运重建术是一种将微创冠状动脉手术和导管冠状动脉介入术相结合的方法。微创冠状动

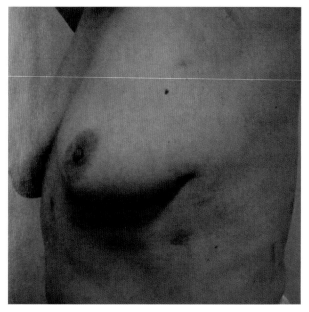

图 8-73　女性患者，TECAB 后 3 个月

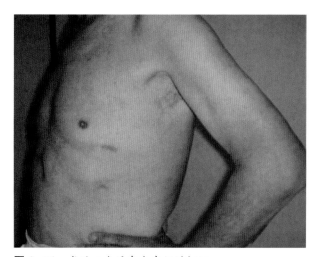

图 8-74　术后 6 个月愈合良好的切口

脉旁路移植的最终目标是在封闭的胸腔内进行全吻合。随着机器人远程操作系统的问世，最新的微创技术现在已能够在全内镜下进行微创手术。

杂交手术技术重新受到关注，因为采用全内镜下行左侧胸廓内动脉吻合至左前降支安全可行，同时将药物涂层支架置于非左前降支血管甚至比动脉桥血管效果更好。由于采用侧开胸将左侧胸廓内动脉吻合至左前降支安全可靠，杂交手术血运重建的概念被开始热议并应用于临床[15-16]。

患者选择

杂交手术患者的纳入标准包括双支或三支病变，且左前降支仅适合外科手术而非左前降支血管可植入支架处理。选择合适的患者进行杂交手术血运重建需要外科医生和内科介入医生的密切协作，因此二者既要充分考虑冠状动脉解剖的最佳特点，又要考虑到采用胸廓内动脉吻合到左前降支的微创治疗方式。外科手术治疗前降支病变前需充分分析冠状动脉造影病变特点。左前降支远端靶血管较宽大能够保证采用胸廓内动脉吻合至左前降支后血运重建效果更优于多支血管植入支架，而左前降支靶血管细小或走行于心肌内会对微创外科治疗带来极大挑战，因此应该谨慎进行。左前降支完全闭塞则可以安全地进行微创胸廓内动脉至左前降支吻合。非左前降支进行 PCI 治疗应该具体问题具体分析。治疗过程中既要考虑到技术问题，也要考虑到 PCI 治疗的长期通畅率问题。采用 PCI 进行治疗应该考虑到杂交手术的策略，因为首先进行胸廓内动脉至左前降支吻合后可以提高内科介入医生的手术安全性。总之，左前降支靶血管质量好的同时右冠状动脉或回旋支局限性病变最适合采用杂交血运重建治疗[14]。

由于机器人辅助 CABG 需要单肺通气和胸腔持续 CO_2 吹入，因此对手术患者应该有所考虑。绝对的排除标准包括无法耐受单肺通气的慢性阻

塞性肺疾病患者及既往有左侧胸部手术史患者。合并有重度肺动脉高压的患者则为相对手术禁忌证，因为术中单肺通气且持续吹入 CO_2 会导致血流动力学不稳定。急性心肌缺血的患者也存在一定风险，因为胸腔持续吹入气体产生压力会加重心肌缺血并引起难以预料的恶性心律失常[14]。

2007 年 4 月至 2013 年 5 月，作者单位共完成 35 例胸廓内动脉至左前降支吻合并且右冠状动脉或回旋支支架植入的分站式手术[17]。患者年龄为（62.3±12.1）岁。有 3 例女性，其余为男性（32 例）。所有患者术前均进行肺 CT 平扫和呼吸功能检测。机器人辅助胸廓内动脉至左前降支吻合后，4~5d 再进行支架植入术，同时对左前降支桥血管进行造影明确通畅情况（图 8-75 至图 8-77）。所有患者均无并发症发生。

8.5　总　结

近 20 年来，采用内镜进行手术已涵盖所有外科专业领域，并成为一种常规术式[18]。心脏手术尤其是 CABG 若采用微创技术仍面临如下困难：首先，心脏手术操作复杂，而内镜下心脏手术更增加了手术难度；其次，内镜下心脏手术团队也是近期才刚刚成立的，仍缺乏经验；

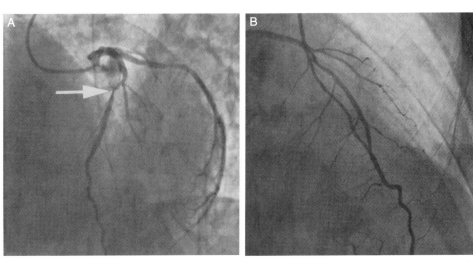

图 8-75　A. 术前分期杂交血运重建显示高级别左前降支近端病变的血管造影。B. 分期杂交血运重建显示胸廓内动脉 - 左前降支吻合术后第 5 天的血管造影

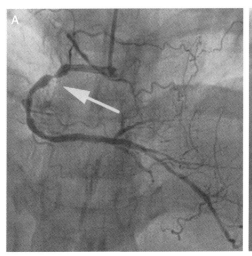
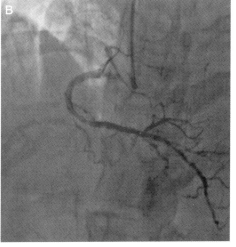

图 8-76　PCI 治疗成功。A. 支架植入前。B. 支架植入后

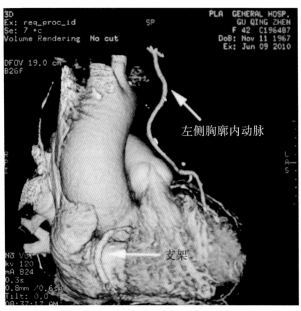

左侧胸廓内动脉

支架

图 8-77 杂交手术血运重建后 CT 血管造影检查

最后，既往采用传统的胸腔镜进行 CABG 都以失败告终[18-19]。因为传统的内镜辅助器械仅有 4 个自由度，满足不了心脏手术对精细程度的要求，并且二维的内镜视频系统缺乏深度视角，手术困难增加。机器人手术则使上述问题全部得以解决，并且使外科医生对患者的治疗模式发生了根本性转变[20]。机器人心脏手术中二尖瓣修复已成为最常规术式。在此基础上，CABG 等心脏手术也能够采用机器人成功实施。

机器人 CABG 包括机器人辅助胸廓内动脉游离 + 小切口停搏 / 不停搏 CABG 及全机器人 CABG。机器人冠状动脉手术始于机器人辅助胸廓内动脉游离同时正中开胸或侧开胸完成 CABG。早期研究报道了在经历了一定学习曲线后可以在 30min 内完成机器人辅助胸廓内动脉游离[21]。Duhaylongsod 等的一项研究报道了胸廓内动脉游离时间为 42~55min[22]。我们的平均游离时间为 30.8min，并且时间随着例数增加而缩短。我们的手术经验证实了内镜下游离胸廓内动脉安全可行。

胸廓内动脉获取的方法已在之前陈述。机器人内镜可有助于明确靶血管的位置，并且能够帮助确定合适的肋间隙以便更好地显露靶血管，

但是通常都是通过第 4 肋间隙进胸吻合。小型的胸骨牵开器或创伤更小的软组织牵开器有助于暴露靶血管并可采用微创外科器械完成直视下吻合[18]。尽管 MIDCAB 能够避免正中开胸、减少并发症，但仍存在一些顾虑，比如胸廓内动脉至前降支的吻合质量、胸廓内动脉通畅率、外科医生的学习曲线明显及手术难度高等。目前关于机器人辅助 MIDCAB 的手术结果报道显示无围手术期死亡及并发症发生[23-28]。通常切口仅 5~8cm 且术后伤口美观。对于女性而言，MIDCAB 的手术瘢痕可隐藏于乳房边缘。患者术后满意度及恢复程度都明显提高。之前的研究报道 MIDCAB 长期通畅率满意。我们中心共完成 120 例该类手术，术后 1~54 个月随访显示桥血管通畅率达 97.1%，结果令人满意。

CABG 的最终微创目标是不开胸完成全部冠状动脉吻合，并且避免体外循环和减少手术创伤。TECAB 基本实现了这个目标。TECAB 对手术技术要求高，并且有很多关键点需要注意[17,29-30]。尽管 TECAB 安全有效，但术前制订手术方案、选择合适的患者及旁路移植策略都是保证手术成功的关键。第一，要考虑到患者的合并症，应排除肺部疾病和（或）心功能极差的患者，因为此类患者在单肺通气时吹入 CO_2 会减少静脉回流，引起血流动力学不稳定和低心排出量症状。第二，靶血管的位置、质量及走行都需要在术前充分考虑，尤其是在 TECAB 的患者，因为通常由于心脏表面大量脂肪覆盖或左前降支走行于心肌内，因此很难找到靶血管。在我们完成的手术中，有 1 例因左前降支走行于心肌内而转为 MIDCAB 手术。如果靶血管明显钙化，则用机器人吻合会更加困难。因此，对于弥漫性钙化或走行于心肌内的病变血管通常不适合行 TECAB 手术。第三，靶血管的直径也很关键。对于不停搏 CABG，血管越粗大越容易吻合且术后效果越好。完全闭塞的靶血管是最理想的，因为阻断后很少发生缺血且吻合时间不会受到限制[31]。但是我们发现，

采用达·芬奇机器人手术系统后，靶血管的直径不再是个难题，因为该系统是 3D 图像、放大 10 倍，并且只要靶血管质量佳，机械"手腕"就能够精确地放置"U"形夹。我们也发现完全闭塞的靶血管并非是最理想的，而靶血管的质量是更为重要的。冠状动脉吻合是 TECAB 手术中对技术要求最高的，因为在放大 10 倍的镜头下，即使靶血管发生很微小的活动也会影响吻合；而且由于手术系统缺乏力量反馈，因此很难评估血管壁的质量，也难以确定缝针的位置。间断缝合能够避免连续缝合引起的"荷包效应"并且能够克服达·芬奇系统缺乏力量反馈的问题[30]。另外，血管内超声已经证实间断缝合能够比连续缝合使血管更加吻合服帖[32]。我们认为，用"U"形夹缝合时多带一些靶血管外层组织可有助于止血。由于非体外循环心脏手术中心脏未塌陷，胸腔内空间有限，只要心脏充盈和收缩力不受影响，就可增加胸腔内 CO_2 压力（甚至达到 15mmHg）。值得注意的是，稳定器不能过于压迫心脏以免影响心脏收缩。轻柔按压比用力压迫能够减少心脏的反弹效应。另外，对于近端狭窄程度不到 80% 或 90% 的左前降支，缺血预处理能够有助于提供更长的吻合时间。一定要善于运用视觉提示。我们认为，机器人心脏手术需要术者具备丰富的开胸手术经验。理想的麻醉效果也能够减少靶血管严重狭窄造成的心脏缺血。心脏手术的麻醉主要是解决由于单肺通气和胸腔内 CO_2 持续正压通气造成的血流动力学异常、低氧血症和高碳酸血症[33]。

机器人游离胸廓内动脉同时小切口冠状动脉吻合的手术效果（MIDCAB）已经明确。本组中有 2 例术中转化为 MIDCAB[34-36]。其中 1 例是由于左前降支走行于心肌内而难以用机器人进行吻合；另外 1 例是由于右冠状动脉弥漫性钙化，尽管将右侧胸廓内动脉吻合至右冠状动脉，但血量结果并不理想，所以采用剑突下切口进行吻合。术中转化为小切口并不是微创治疗失败，因为

这些患者都避免了正中开胸。因此合理地转化为 MIDCAB 手术能够在不延长手术时间的情况下达到满意的手术效果。

术者和团队克服一定的学习曲线才能真正掌握 TECAB。当积累至一定手术例数后，胸廓内动脉游离时间和手术时间均能明显缩短，而胸廓内动脉游离的时间比吻合时间缩短的更明显。我们的学习曲线明显缩短是由于高长青院士带领同一团队同期完成了大量各种类型的机器人心脏手术[37-45]，并且高长青院士本人已完成了 2000 例不停搏 CABG[46-47]。自从开展机器人心脏手术以来，我们的手术团队保持稳定。因此我们认为，接受过良好训练的机器人心脏团队及一定的学习曲线帮助我们取得了满意的 TECAB 手术效果。

总之，TECAB 对患者具有选择性，近中期通畅率及手术效果令人满意。术者具备丰富的开胸手术经验及训练有素且稳定的机器人心脏手术团队是保证 TECAB 取得成功的关键。

（成 楠 译）

参考文献

[1] Loulmet D, Carpentier A, d'Attellis N, et al. Endoscopic coronary artery bypass grafting with the aid of robotic assisted instruments. J Thorac Cardiovasc Surg, 1999, 118:4-10.

[2] Takami Y, Ina H. Effects of skeletonization on intraoperative flow and anastomosis diameter of internal thoracic arteries in coronary artery bypass grafting. Ann Thorac Surg, 2002, 73:1441-1445.

[3] Tomita S, Watanabe G. Totally endoscopic internal artery harvest-ing. Innovations, 2006, 1:243-246.

[4] Gil B, Walter WS, Trevor CA, et al. Robotic skeletonizing of the inter-nal thoracic artery: is it safe? Ann Thorac Surg, 2004, 77:1262-1265.

[5] Bonatti J, Schahner T, Bonaros N, et al. Technical challenges in totally endoscopic robotic coronary artery bypass grafting. J Thorac Cardiovasc Surg, 2006, 131: 146-153.

[6] Armin O, Nikolaos B, Thomas S, et al. Robotic endoscopic left internal mammary artery harvesting: what have we learned after 100 cases? Ann Thorac Surg. 2007, 83:1030-1034.

[7] Bolotin G, Scott W, Austin T, et al. Robotic skeletonizing of the internal thoracic artery: is it safe? Ann Thorac Surg,

2004, 77: 1262-51265.

[8] Falk V, Diegeler A, Walther T, et al. Total endoscopic computer enhanced coronary artery bypass grafting. Eur J Cardiothorac Surg, 2000, 17:38-45.

[9] Reuthebuch O, Comber M, Gruenenfelder J, et al. Experiences in robotically enhanced IMA preparation as initial step towards totally endoscopic coronary artery bypass grafting. Cardiovasc Surg, 2003, 11:483-7.

[10] Falk V, Diegeler A, Walther T, et al. Total endoscopic off-pump coronary artery bypass grafting. Heart Surg Forum, 2000, 3(1):29-31.

[11] de Canniere D, Wimmer-Greinecker G, Cichon R, et al. Feasibility, safety, and efficacy of totally endoscopic coronary artery bypass grafting: mul-ticenter European experience. J Thorac Cardiovasc Surg, 2007, 134:710-716.

[12] Serruys PW, Morice MC, Kappetein AP, et al. Percutaneous coronary intervention versus coronary artery bypass grafting for severe coronary artery disease. N Engl J Med, 2009, 360:961-972.

[13] The Bypass Angioplasty Revascularization Investigation (BARI) Investigators. Comparison of coronary bypass surgery with angioplasty in patients with multivessel disease. N Engl J Med, 1996, 335:217-225.

[14] Seshasayee N, Vankeepuram S, Joseph JD. Hybrid coronary revascularization. Cardiol Rev, 2011, 19:101-107.

[15] Angelini GD, Wilde P, Salerno TA, et al. Integrated left small thoracotomy and angioplasty for multivessel coronary artery revascularization. Lancet, 1996, 16:757-758.

[16] de Cannière D, Jansens JL, Goldschmidt-Clermont P, et al. Combination of minimally invasive coronary bypass and percutaneous transluminal coronary angioplasty in the treatment of double-vessel coronary disease: two-year follow-up of a new hybrid procedure compared with "on-pump" double bypass grafting. Am Heart J, 2001, 142:563-570.

[17] Gao C, Yang M, Wang G, et al. Hybrid coronary revascularization by endoscopic robotic coronary artery bypass grafting on beating heart and stent placement. Ann Thorac Surg, 2009, 87:737-741.

[18] Bonatti J, Schahner T, Bonaros N, et al. Robotically assisted totally endoscopic coronary bypass surgery. Circulation, 2011, 124: 236-244.

[19] Stevens J, Burdon T, Siegel L, et al. Port-access coronary artery bypass with cardioplegic arrest: acute and chronic canine studies. Ann Thorac Surg, 1996, 62:435-440.

[20] Modi P, Rodriguez E, Chitwood WR. Robot assisted cardiac surgery. Interact Cardiovasc Thorac Surg, 2009, 9:500-505.

[21] Vassiliades TA. Technical aids to performing thoracoscopic robotically assisted internal mammary artery harvesting. Heart Surg Forum, 2002, 5:119-124.

[22] Duhaylongsod F, Mayfield W, Wolf RK. Thoracoscopic harvest of the internal thoracic artery: a multicenter experience in 218 cases. Ann Thorac Surg, 1998, 66: 1012-1017.

[23] Derose JJ, Balaram SK, Ro C, et al. Mid-term results and patient perceptions of robotically assisted coronary artery bypass grafting. Interact Cardiovasc Thorac Surg, 2005, 4:406-411.

[24] Subramanian V, Patel N, Patel N, et al. Robotic assisted multivessel minimally invasive direct coronary artery bypass with port-access stabilization and cardiac positioning: paving the way for outpatient coronary surgery? Ann Thorac Surg, 2005, 79:1590-1596.

[25] Turner WF, Sloan JH. Robotic-assisted coronary artery bypass on a beating heart: initial experience and implications for the future. Ann Thorac Surg, 2006, 82:790-794.

[26] Srivastava S, Gadasalli S, Agusala M, et al. Use of bilateral internal thoracic arteries in CABG through lateral thoracotomy with robotic assistance in 150 patients. Ann Thorac Surg, 2006, 81:800-806.

[27] Kon ZN, Brown EN, Tran R, et al. Simultaneous hybrid coronary revascularization reduces postoperative morbidity compared with results from conventional off-pump coronary artery bypass. J Thorac Cardiovasc Surg, 2008, 135:367-375.

[28] Poston RS, Tran R, Collins M, et al. Comparison of economic and patient outcomes with minimally invasive versus traditional off-pump coronary artery bypass grafting techniques. Ann Surg, 2008, 48:638-648.

[29] Gao C, Yang M, Wu Y, et al. Early and midterm results of totally endoscopic coronary artery bypass grafting on the beating heart. J Thorac Cardiovasc Surg, 2011, 142(4):843-849.

[30] Srivastava S, Gadasalli S, Agusala M, et al. Beating heart totally endoscopic coronary artery bypass. Ann Thorac Surg, 2010, 89:1873-1880.

[31] Folliguet T, Dibie A, Philippe F, et al. Robotically-assisted coronary artery bypass grafting. Cardiol Res Pract 2010;Article ID 175450, 6 pages, doi: 10.4061/2010/175450.

[32] Hamman B, White C. Interrupted distal anastomosis: the inter- rupted "porcupine" technique. Ann Thorac Surg, 2004, 78:722-724.

[33] Wang G, Gao C, Zhou Q, et al. Anesthesia management for robotically assisted endoscopic coronary artery bypass grafting on beating heart. Innovations, 2010, 5(4):291-294.

[34] Kappert U, Cichon R, Schneider J, et al. Technique of closed chest coronary artery surgery on the beating heart. Eur J Cardiothorac Surg, 2001, 20(4):765-769.

[35] Bonatti J, Schachner T, Bonaros N, et al. Simultaneous hybrid coronary revascularization using totally endoscopic left internal mammary artery bypass grafting and placement of rapamycin eluting stents in the same interventional

session: the combination pilot study. Cardiology, 2008, 110(2):92-95.

[36] Kiaii B, McClure RS, Stewart P, et al. Simultaneous integrated coronary artery revascularization with long-term angiographic follow-up. J Thorac Cardiovasc Surg, 2008, 136:702-708.

[37] Gao C. Development and current status of robotic cardiac surgery. Chin J Clin Thorac Cardiovasc Surg, 2011, 27(7):385.

[38] Gao C, Yang M, Wang G, et al. Clinical analysis of robotic mitral valve replacement. Chin J Clin Thorac Cardiovasc Surg, 2011, 27(7):390-392.

[39] Gao C, Yang M, Wang G, et al. The observation of 40 cases of totally myxoma resection. Chin J Clin Thorac Cardiovasc Surg, 2011, 27(7):393-394.

[40] Gao C, Yang M, Wu Y, et al. Treatment of multiple vessel coronary artery disease by robotic bypass surgery on the beating heart and stent placement in distinct hybrid session. Chin J Clin Thorac Cardiovasc Surg, 2011, 27(7):389-400.

[41] Gao C, Yang M, Wang G, et al. Clinical analysis of robotic mitral valve repair. Zhonghua Wai Ke Za Zhi, 2011, 49(7):641-644.

[42] Gao C, Yang M, Wang G. Totally endoscopic robotic ventricular septal defect repair. Innovations, 2010, 5(4):278-280.

[43] Gao C, Yang M, Wang G, et al. Excision of atrial myxoma using robotic technology. J Thorac Cardiovasc Surg, 2010, 139(5): 1282-1285.

[44] Gao C, Yang M, Wang G, et al. Totally robotic resection of myxoma and atrial septal defect repair. Interact Cardiovasc Thorac Surg, 2008, 7(6):947-950.

[45] Gao C, Yang M, Wang G, et al. Minimally invasive robotic coronary bypass on the beating heart using da Vinci S system. Zhonghua Wai Ke Za Zhi, 2008, 47(8):570-573.

[46] Gao C, Li BJ, Xiao CS, et al. Clinical analysis of 1018 cases of coronary artery bypass grafting. Zhonghua Wai Ke Za Zhi, 2005, 43(14):929-932.

[47] Gao C, Liu ZY, Li B J, et al. Comparison of graft patency for off-pump and conventional coro-nary arterial bypass grafting using 64-slice multidetector spiral computed tomography angiography. Interact Cardiovasc Thorac Surg, 2009, 8:325-329.

第9章

杂交冠状动脉血运重建
Hybria Coronary Revascularization

Mukta C. Srivastava   Bradley Taylor   David Zimrin   Mark R. Vesely

▶ 摘　要

　　杂交冠状动脉血运重建（HCR）是结合了微创冠状动脉旁路移植技术与经皮冠状动脉介入（PCI）技术的优点，为多支冠状动脉病变进行血运重建的治疗策略。应用胸廓内动脉血管桥进行左前降支旁路移植的长期症状缓解、生存优势，以及药物洗脱支架为非左前降支靶血管行 PCI 的持久性均在这种方法中得到体现。本章将回顾构成 HCR 的微创外科技术，并阐述 HCR 相关的用药问题，最后回顾关于外科和介入的顺序考量。

9.1　引　言

　　杂交冠状动脉血运重建（hybrid coronary revascularization, HCR）是结合了微创冠状动脉旁路移植（CABG）技术与经皮冠状动脉介入（percutaneous coronary intervention, PCI）技术的优点，为多支冠状动脉病变进行血运重建的治疗策略。应用胸廓内动脉血管桥进行左前降支旁路移植的长期症状缓解和生存优势，以及药物洗脱支架为非左前降支靶血管行 PCI 的持久性在这种方法中均得到体现[1-6]。而且，不需要正中开胸和体外循环的微创外科和经皮介入能够实现早期活动和出院，同时可以降低并发症发生率[7-9]。杂交策略同时也囊括了瓣膜置换联合 PCI，经皮瓣膜治疗和应用血管内覆膜支架的主动脉去分支化手术[6]。

　　HCR、经皮介入治疗结构性心脏病及血管腔内技术的出现为最先进的介入杂交手术的发展提供了强大的推动力，使得心脏外科手术和 PCI 能够在同一场手术中完成。微创外科技术近年来发展迅速，高水平的术者能够完成全腔镜冠状动脉旁路移植术（TECAB）。同样的支架技术也有了长足进展，目前具有更低支架内血栓形成和再狭窄率的第二代药物洗脱支架上市，在非左前降支血运重建治疗中能够媲美静脉桥。介入技术的发展和病变改造技术如粥样硬化斑块旋磨术使适用介入治疗的病变类型进一步增多。

　　HCR 一项特殊的考虑是外科和经皮介入治疗的顺序和时机选择。因此，抗凝治疗和抗血小板治疗、每一项血运重建治疗中的缺血负担、能否为评估桥血管通畅率行最终造影、能否为失败的介入治疗行抢救性外科旁路移植的

MC. Srivastava, MD(✉)·B. Taylor, MD·M.R. Vesely, MD
Division of Cardiology, University of Maryland Medical Center,
110 South Paca St., Baltimore, MD 21201, USA
e-mail: msrivast@medicine.umaryland.edu

D. Zimrin, MD
Department of Medicine, University of Maryland
School of Medicine, Baltimore, MD, USA

C. Gao (ed.), *Robotic Cardiac Surgery*,
DOI 10.1007/978-94-007-7660-9_9, © Springer Science+Business
Media Dordrecht 2014

意义尤其重要。目前 HCR 中 TECAB 和 PCI 的最佳顺序尚无定论。HCR 的研究结果已有相关报道。HCR 应用的微创外科技术从小切口侧开胸到全腔镜等多种方法。这些结果展示了 0~2% 的低死亡率、较短的重症监护和住院时间，以及较好的美容效果和较短的康复时间。尽管临床结果很令人鼓舞，但补给和政策因素限制了 HCR 的广泛应用。大手术量的中心仍仅有 5% 的 CABG 通过 HCR 方式完成。高技术要求和微创 CABG 手术技术的学习曲线也是限制 HCR 数量的重要原因[6]。

本章将回顾构成 HCR 的微创外科技术，并阐述 HCR 相关的用药问题，最后回顾关于外科和介入的顺序考量。

9.2　微创左前降支血运重建

构成心脏外科并发症风险的两大因素包括使用体外循环和正中开胸切口[10]。微创外科技术着重发展无须体外循环及保留胸骨技术。

9.3　非体外循环 CABG

非体外循环 CABG 应用固定器在跳动心脏上完成 CABG 实现血运重建。避免使用体外循环能够提供潜在的益处，不但可减少心肌抑制和脑功能障碍，还可降低肺部并发症发生率，同时也能避免全身系统炎症反应[11]。与此同时，在非体外循环下也会出现相应的问题，例如降低总体桥血管通畅率、围手术期心肌梗死率更高，以及较低的完全血运重建率。在 ROOBY 研究中，2 203 例患者被随机分配到体外循环和非体外循环 CABG 组，30d 总体结局没有显著差异（分别为 5.6% 和 7.0%，P=0.19）。非体外循环组总体桥血管通畅率较低，但左侧胸廓内动脉带蒂桥血管通畅率并无显著差异（分别为 95.3% 和 96.2%，P=0.48）。Puskas

等的一项分析研究中发现非体外循环 CABG 对美国胸外科医生协会预测死亡风险高于 2.5%~3% 的高危患者更有益处[10]。

9.4　微创直视下 CABG（MIDCAB）

在 MIDCAB 技术中，左胸廓内动脉到左前降支等血运重建经胸部小切口并使用不停搏旁路移植技术完成，因此可以避免使用体外循环和胸部正中切口。其与不停搏 CABG 相比出血和感染风险更低。常经第 4 或第 5 肋间隙行胸部切口。有时须行肋软骨切除或关节脱位以充分显露手术视野。文献中有大型的 MIDCAB 系列研究报道左胸廓内动脉到左前降支短期通畅率在 95%~97%[5]。1996 年 Angelini 等首次报道应用 MIDCAB 进行左胸廓内动脉到左前降支血运重建联合 PCI 治疗非左前降支血管的研究结果[12]。

9.5　全腔镜冠状动脉旁路移植术（TECAB）

TECAB 包括胸腔镜下胸廓内动脉游离及不需经正中或者侧开胸行机器人胸廓内动脉与前降支吻合。应用此法需要考虑单侧肺通气并需要胸腔充气，以在前纵隔为胸廓内动脉走行制造空间。胸腔内充入 CO_2 诱导产生可控的气胸和心脏移位。由于左侧和右侧的充盈压降低及氧合状况改变所导致的血流动力学不稳定，可通过预先进行容量负荷和周围血管收缩来处理。在此方法中利用外周血管行体外循环和主动脉内球囊阻断可以在心脏停搏下完成 TECAB[5]。心脏不停搏下 TECAB 利用机器人获取胸廓内动脉及吻合，不通过体外循环和正中开胸完成血运重建。Srivastava 等发表了一项最大的 214 例患者的不停搏 TECAB 的结果，报道了冠状动脉 CT 造影测定早期桥血管通畅率达 99%，98.6% 的患者无须再干预的时间为（528±697）d[13]。Gao 等报道了 90 例心脏不停搏 TECAB，冠状动脉造影测定早中期桥血管通畅率达 98.8%[14]。2009 年 Gao 等报道了应用 TECAB 联合支架植入的杂交冠状动脉血运重建技术 [15]。Bonatti 等报道了 226 例意向性利用停搏或不停搏 TECAB 行 HCR 患者 5 年桥血管闭塞率和主要心脑血管不良事件免除率与开胸 CABG 患者类似 [16]。

9.6　病例选择

HCR 的病例选择是由心脏团队中的心脏外科医生和介入心内科医生合作完成的。在这种联合形式下，心外科医生和介入心内科医生共同为每一位患者评估其临床和解剖形态，为其提出最佳的血运重建策略。Popma 和同事详细列出了 HCR 的适应证和禁忌证（表 9-1、表 9-2）[17]。

需要特别考虑的因素包括其解剖形态及患者的临床特征是否适合行杂交血运重建。细小的左前降支管径或明显的心肌内走行都给微创手术带来了技术困难。非左前降支靶血管应考虑解剖形态的复杂性和长期通畅的可能性，衡量经皮介入是否适合。患者的临床特征方面，应考虑是否能够耐受单肺通气及血流动力学是否会受到胸腔充气的影响。理想的结构形态应该是心影较小，而左侧胸膜腔较大。因此，借助胸腔镜使用机器人辅助微创心脏外科手术的绝对排除标准包括无法耐受单肺通气的严重慢

表 9-1　杂交冠状动脉血运重建的适应证

靶血管为非左前降支并伴有左前降支残余病变的急诊手术
自体血管不够或静脉桥缺失
非左前降支血管病变，不适合用静脉桥或静脉桥远期通畅率不佳
由于既往静脉剥脱无可用静脉桥
高并发症风险

引自 Popma 等[17]

表 9-2　杂交冠状动脉血运重建的禁忌证

临床情况
血流动力学不稳定
心力衰竭失代偿
慢性肺病 $FEV_1<50\%$
凝血功能障碍
恶性室性心律失常
近期大面积心肌梗死
既往左侧胸部手术
符合 PCI 排除标准
符合腔镜下左胸廓内动脉 – 左前降支旁路移植排除标准
左胸廓内动脉不可用或已使用
左侧胸腔既往手术
左前降支质量差或弥漫病变
胸部放射治疗
左锁骨下动脉狭窄

源自 Popma 等 [17]

性阻塞性肺疾病史和既往左侧胸腔手术史。严重肺动脉高压是手术的相对禁忌证，因为氧饱和度迅速下降及血流动力学的波动通常在这些患者中很难耐受。值得注意的是活动性缺血的患者可能会因为胸腔充气而失代偿[5]。

Leacche 和同事比较了接受 SYNTAX 和 euroSCORE 评分分层的患者接受 HCR 术后 30d 的结局。研究结果显示常规 CABG 在高 SYNTAX 评分（≥ 33）和高 euroSCORE 评分（>5）者中具有高出血风险，由任何原因引起的死亡、脑卒中、心肌梗死和低心排出量综合征这一复合终点的发生率更高[18]。因此，HCR 可能并不适合复杂解剖形态的临床高风险患者。

9.7　抗凝及抑制血小板治疗

HCR 一项重要的考量是抗凝及抑制血小板治疗，因为需要很好地权衡支架内血栓形成和外科出血的风险 [19]，尤其是当 HCR 在一站式杂交或

先行 PCI 再行外科血运重建治疗时尤为重要。

　　普通肝素是最常用于 PCI 和 CABG 手术的抗凝药物，凝血效果可以通过测定全血激活凝血时间（ACT）监测，可被鱼精蛋白中和。低分子肝素在心外科较少采用，因长半衰期和不可逆性限制了它的应用。鱼精蛋白中和普通肝素在体外循环后施行，但是在杂交手术中，当外科血运重建在 PCI 之后完成时，使用鱼精蛋白理论上会导致支架内血栓形成而出现严重并发症。然而有趣的是，在一项对比不采用鱼精蛋白中和的一站式 HCR 和常规不停搏 CABG 的研究中发现 HCR 组出血反而更少[18]。这一项发现可能和微创外科技术引起出血量较少有关。Kiaii 和同事的研究发现应用纤维蛋白直接抑制剂比伐卢定可以作为使用 MIDCAB 的 HCR 有效的抗凝策略[20]。在这项研究中，在一站式 HCR 行 MIDCAB 术中给予比伐卢定，然后行 PCI 继续血运重建。HCR 最佳的抗凝策略目前还无定论。

　　抗血小板治疗是 HCR 另一项需要考虑的因素，因为 PCI 需要联合阿司匹林和一种噻吩吡啶类药物（如氯吡格雷）作用于血小板 P2Y ADP 受体，进行双重抗血小板药物疗法。如先施行 PCI 就必须在外科血运重建全程同时使用双抗血小板药物，但这增加了出血风险。一站式同期行杂交血运重建时，因为两种血运重建方式的间隔时间变得特别短，因此抗血小板策略最为复杂，噻吩吡啶类药物负荷剂量和鱼精蛋白中和的给药时机尤为关键。目前有多种方法被成功应用，但最理想的方案在文献中尚未达成共识。Reicher 和同事先行 MIDCAB，然后不用鱼精蛋白中和肝素直接行 PCI，支架植入后立即给予氯吡格雷负荷量。在这组患者中，他们应用 ADP 诱导血小板聚集验证了充分的血小板抑制效果[8]。Zhao 及同事在 PCI 之前应用 300mg 氯吡格雷负荷剂量，接着立即行 CABG 并用鱼精蛋白中和的治疗方案亦获得成功[21]。美国马里兰大学使用的方案是，在一站式杂交中首先行 CABG，手术结束后给予鱼精蛋白中和肝素，然后再次全身肝素化并经鼻饲管给予负荷剂量氯吡格雷而后行 PCI。

9.8　血运重建的顺序

　　HCR 中血运重建的最理想顺序目前还没有明确结论，因为先行外科手术再行 PCI，或者先行 PCI 再行外科手术，或者两种血运重建方法在同期手术完成，这三种可选的血运重建方法均各有优缺点。值得注意的是，往往是患者病情决定了干预的顺序。

9.8.1　先行 CABG 后行 PCI

　　外科血运重建作为初步干预措施的好处是后续 PCI 的安全性得到提高，因为左前降支分布的大面积心肌一般已经达到血运重建。而且，介入过程中可针对 PCI 的效果进行理想化抗凝和抗血小板治疗，无须因考虑外科出血风险而进行调整。这种方法还可以在介入治疗结束复查冠状动脉造影时评估桥血管是否通畅。虽然对是否有必要进行最终的冠状动脉造影还有争议，但 Zhao 等对 CABG 术后常规复查冠状动脉造影的 366 名患者进行分析后发现 12% 的桥血管有严重的充盈缺损，有 2.8% 进行了后续修复[21]。

　　对复杂病灶，如左主干分叉处病变，最好先行 CABG 以降低外科和介入手术的复杂程度，同时也可提高后续 PCI 的安全性。例如，对于 PCI 处理起来较为困难的左主干分叉处复杂病变如果行 CABG 需要建立两个旁路，但应用 HCR 可以使两种血运重建手术均得到简化。可以使用单根动脉桥血运重建左前降支，降低了手术难度。接下来可在有保护的左主干和回旋支完成支架植入，可以显著降低无保护左主干病变分叉处支架介入风险。先行 CABG 同样可以改善处理其他复杂病变类型的复杂性和安全性。图 9-1 示 HCR 在复杂三分叉处血运重建的应用。

此方法的缺点是如果计划后续进行 PCI 的血管支配心肌面积过大，则 CABG 中心肌缺血负担过重。值得重视的是，显著缺血可导致血流动力学不稳定和终端器官功能障碍，尤其是近端右冠状动脉病变可引起右心室和左心室功能衰竭，导致手术并发症。另一个缺点是，一旦 PCI 不成功，外科血运重建补救很困难，进行二次外科干预风险很高。

9.8.2　先行 PCI 后行 CABG

在先行 PCI 后行 CABG 的分站式杂交技术中，如果介入结果不太理想，后续的外科血运重建还能够进行补救。而且，如果计划行 PCI 的病变血管血供面积较大，先做 PCI 可以减少在

CABG 术中心肌的缺血负担。相反，在严重未血运重建的病变，特别是累及左前降支系统时，先行 PCI 的风险却较高。原则上，急性冠状动脉综合征通常先行 PCI 处理罪犯血管，再进行多支血管血运重建。

先行 PCI 的缺点是 CABG 时需用双抗血小板药物，也限制了介入医生对抗凝治疗药物和疗程的选择应用。而且外科手术使用鱼精蛋白激活血小板，理论上增加了支架内血栓形成的风险。这种风险被认为在非体外循环组可能比体外循环组要更为突出 [6]。

9.8.3　同期血运重建

在安全性和患者的舒适性要求及经济因素

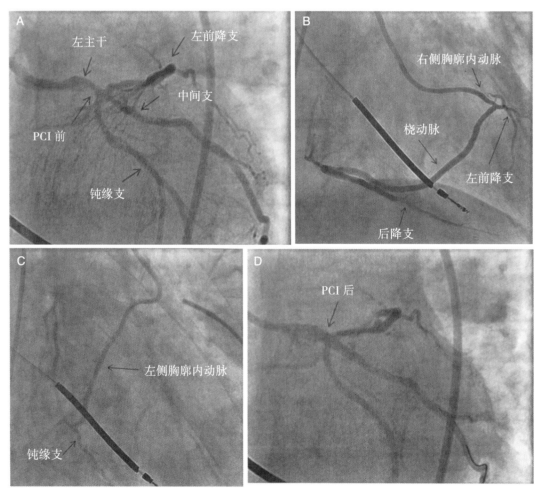

图 9-1　复杂病变的简化措施。A. 累及左前降支、回旋支和中间支的左主干远端三分叉处病变。B、C 示 TECAB 完成右侧胸廓内动脉与左前降支吻合，通过桡动脉"Y"型桥吻合右后降支，左侧胸廓内动脉连接钝缘支。D. 左主干有保护的后续 PCI 处理中间支（来自 Lee 等 [22]）

（如住院时间）三者之间需要很好的平衡，外科干预和经皮介入治疗的间隔时间仍然不确定。在一站式杂交技术中，一场手术即可达到完全血运重建，最大限度地缩短了两种血运重建方式之间的时间间隔。尽管如此，仍然存在由于 PCI 术后需要即刻使用抗凝治疗所带来的出血风险和在术后炎症期行 PCI 所导致的急性支架内血栓形成的可能性。这种方法最大的优点是，同一场手术即可完成完全血运重建，同时能够立刻复查血管造影，而且能在具有外科设备的杂交手术室内处理复杂病变，因此使用这种方法也可以缩短患者住院时间。

也许在杂交手术中并没有最优的血运重建顺序。根据患者病情和病变解剖进行个性化选择策略可能是决定干预次序最行之有效的方式。表现为急性心肌梗死的患者通常应先行 PCI。PCI 失败率较高的 C 型病变患者，也应首先行 PCI，而后续外科血运重建（CABG）作为补救措施。相反，如果患者有严重复杂病变，特别是在左主干区域时，最好先做 CABG 手术，因为这样 PCI 可以在有保护的条件下完成。同期完成手术的效果令人非常满意，因为可以实现一次性完全血运重建，但是同时也带来了补给的挑战，包括人员、仪器设备和抗凝 / 抗血小板策略，这些方面都应仔细考虑。

9.9　总　结

HCR 是特别针对某些病变实施理想化治疗的一种冠状动脉血运重建方式，既能够保持最佳的长期通畅率，又具有左胸廓内动脉桥提高生存率和减少并发症的优势。心脏团队协作融合了心脏外科医生和介入心内科医生双方的知识背景和技能，根据患者的冠状动脉解剖和临床特征，达到最佳血运重建的目的。然而，这项方法的局限性包括需要杂交手术室和完成 HCR 所需的先进技术和技艺。另外，该方法的

一些相关问题，如最佳抗凝策略和血运重建的顺序等都还有待阐明。

（张华军　译）

参考文献

[1] The VA Coronary Artery Bypass Surgery Cooperative Study Group. Eighteen-year follow-up in the Veterans Affairs Cooperative Study of Coronary Artery Bypass Surgery for stable angina. Circulation, 1992, 86:121-130.
[2] European Coronary Surgery Study Group. Long-term results of prospective randomized study of coronary artery bypass surgery in stable angina pectoris. Lancet, 1982, 2:1173-1180.
[3] Rogers W, Coggin C, Gersh B, et al. Ten-year follow-up of quality of life in patients randomized to receive medical therapy or coro-nary artery bypass graft surgery. The Coronary Artery Surgery Study (CASS). Circulation, 1990, 82:1647-1658.
[4] The Bypass Angioplasty Revascularization Investigation (BARI) Investigators. Comparison of coronary bypass surgery with angioplasty in patients with multi-vessel disease. N Engl J Med, 1996, 335:217-225.
[5] Narasimhan S, Srinivas V, DeRose J. Hybrid coronary revascularization: a review. Cardiol Rev, 2011, 19:101-107.
[6] Byrne J, Leacche M, Vaughan D, et al. Hybrid cardiovascular procedures. J Am Coll Cardiol Intv, 2008, 1:459-468.
[7] Bonatti J, Lehr E, Vesely M, et al. Hybrid coronary revascularization: which patients? When? How? Curr Opin Cardiol, 2010, 25:568-574.
[8] Reicher B, Poston R, Mehra M, et al. Simultaneous "hybrid" percutaneous coronary intervention and minimally invasive surgical bypass grafting: feasibility, safety, and clinical outcomes. Am HeartJ, 2008, 155:6,61-67.
[9] Katz M, Van Praet F, de Canniere D, et al. Integrated coronary revascularization: percutaneous coronary intervention plus robotic totally endoscopic coronary artery bypass. Circulation, 2006, 114(Suppl I):1473-1476.
[10] Puskas J, Thourani V, Kilgo P, et al. Off-pump coronary artery bypass disproportionately benefits high-risk patients. Ann Thorac Surg, 2009, 88:1142-1147.
[11] Shroyer A, Grover F, Hattler B. On-pump versus off-pump coronary artery bypass surgery. N Engl J Med, 2009, 361:1827-1837.
[12] Angelini G, Wilde P, Selerno A, et al. Integrated left small thoracotomy and angioplasty for multi-vessel coronary artery revascularization. Lancet, 1996, 347:757-758.
[13] Srivastava S, Gadasalli S, Agusala M, et al. Beating heart totally endoscopic coronary artery bypass. Ann Thorac Surg, 2010, 89: 1873-1879.

[14] Gao C, Yang M, Wu Y, et al. Early and midterm results of totally endoscopic coronary artery bypass grafting on the beating heart. J Thorac Cardiovasc Surg, 2011, 142:843-849.

[15] Gao C, Yang M, Wang G, et al. Hybrid coronary revascularization by endoscopic robotic coronary artery bypass grafting on beating heart and stent placement. Ann Thorac Surg, 2009, 87: 737-741.

[16] Bonatti J, Zimrin D, Lehr E, et al. Hybrid coronary revascularization using robotic totally endoscopic surgery: perioperative outcomes and 5-year results. Ann Thorac Surg, 2012, 94:1920-1926.

[17] Popma J, Nathan S, Hagberg R. Hybrid myocardial revascularization: an integrated approach to coronary revascularization. Catheter Cardiovasc Interv, 2010, 75:S28-34.

[18] Leacche M, Byre J, Solenkova N, et al. Comparison of 30-day outcomes of coronary artery bypass grafting surgery versus hybridcoronary revascularization stratified by SYNTAX and euroSCORE.J Thorac Cardiovasc Surg, 2013, 145(4): 1-9.

[19] Zimrin D, Bonatti J, Vesely M, et al. Hybrid coronary revascularization: an overview of options for anticoagulation and platelet inhibition. Heart Surg Forum, 2010, 13(6):E405-408.

[20] Kiaii B, McClure R, Stewart P, et al. Simultaneous integrated coronary artery revascularization with long-term angiographic followup. J Thorac Cardiovasc Surg, 2008, 136:702-708.

[21] Zhao D, Leacche M, Balguer J, et al. Routine intra-operative completion angiography after coronary artery bypass grafting and 1-stop hybrid revascularization: results from a fully integrated hybrid catheterization laboratory/operating room. J Am Coll Cardiol, 2009, 53(3):232-241.

[22] Lee JD, Vesely MR, Zimrin D, et al. Advanced hybrid coronary revascularization with robotic totally endoscopic triple bypass surgery and left main percutaneous intervention. J Thorac Cardiovasc Surg, 2012, 144(4):986-987.

第 10 章

机器人左心室心外膜起搏电极植入术
Robotic Left Ventricular Epicardial Lead Implantation

Changqing Gao   Chonglei Ren   Ming Yang

▶ 摘 要

心脏再同步化治疗被认为可以改善慢性充血性心力衰竭患者的血流动力学、心脏功能及存活率。经静脉植入左心室起搏电极行心脏再同步化治疗是目前临床常用的方法。然而由于冠状静脉窦及冠状静脉的个体解剖因素使10%~15%的患者无法植入左心室电极或进行有效的双室起搏。对于不能经静脉植入左心室起搏电极或植入失败者，经心外膜植入左心室起搏电极成为最后的选择。应用机器人技术植入心外膜电极具有获得心室表面高清晰度三维视野的优势。机器人技术为手术精确定位、最小创伤及手术质量提供了保障。

约有30%的心力衰竭患者存在继发于心室间传导改变所致的明显心室不同步。心脏再同步化治疗（cardiac resynchronization therapy, CRT）为慢性充血性心力衰竭患者提供了新的治疗方法，已被美国心脏病学会/美国心脏学会（American College of Cardiology/ American Heart Association, ACC/AHA）心力衰竭治疗指南列为Ⅰ类适应证[1]。近来的一些临床试验已证实接受心脏再同步化治疗的患者在心室功能、活动耐力及生活质量方面均有明显改善，同时降低了住院率及死亡率。大多数患者是经静脉途径植入左心室起搏电极，通过冠状静脉窦进入左心室心表静脉。然而由于冠状静脉窦及冠状静脉的个体解剖因素使10%~15%的患者无法植入左心室电极或进行有效的双室起搏。经静脉植入电极也可以引起诸如起搏电极移位、慢性起搏阈值增加及膈神经刺激等并发症。另外，还可能发生如冠状静脉窦穿孔等严重并发症。因此，对于不能经静脉植入左心室起搏电极或因各种原因左心室电极起搏失败的患者，经心外膜植入左心室起搏电极成为最后的选择。开胸带来的巨大创伤限制了心外膜电极植入的应用，这引起了人们对其他技术的兴趣，如小切口开胸、胸腔镜辅助或机器人技术等。

10.1 麻醉及患者体位

患者取仰卧体位，暴露左侧胸壁。常规全身麻醉，双腔气管插管，单肺通气。常规血流动力学监测，通过桡动脉监测体循环动脉血压，置中心静脉及肺动脉导管监测中心静脉压及肺动脉压。胸部置体外除颤电极片。左侧抬高30°、左上肢悬垂仰卧位（图10-1）。同前安装达·芬奇全机器人系统。

C. Gao, MD(✉)·C. Ren·M. Yang, MD
Department of Cardiovascular Surgery, PLA General Hospital,
No.28 Fuxing Road, Beijing 100853, People's Republic of China
e-mail: gaochq301@yahoo.com

C. Gao (ed.), *Robotic Cardiac Surgery*,
DOI 10.1007/978-94-007-7660-9_10, © Springer Science+Business
Media Dordrecht 2014

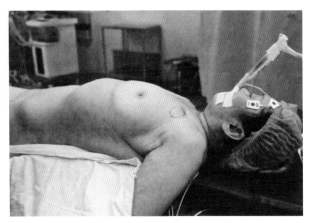

图 10-1　患者左侧胸抬高 30°，左上肢悬垂

10.2　外科技术

暴露左侧胸部，于左侧腋前线第 5 肋间隙 0.8cm 切口插入内镜摄像头。分别于左腋前线第 3 和第 7 肋间隙两个 0.8cm 切口插入左、右机械臂。于左侧腋中线第 5 肋间隙摄像头后侧做 2cm 切口作为工作孔用于送入电极及需要的缝线（图 10-2）。经内镜套管持续给予 CO_2，使胸腔内压力维持在 8~10mmHg 帮助显露。由于患者心功能不全须特别注意血流动力学效应。

手术医生坐在远离手术区的手术操控台前操作机械臂，于膈神经后切开心包（图 10-3），显露左心室侧后壁。当患者有完全房室传导阻滞时，应缝合临时心外膜起搏电极（图 10-4），在测试工作正常后备用。一根拧入式心外膜起搏电极（图 10-5）由床旁手术医生通过工作孔送

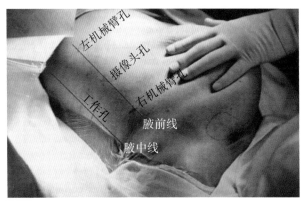

图 10-2　机器人左心室心外膜电极植入的打孔位置。摄像头孔及手臂孔位于腋前线，工作孔位于腋中线，使机械臂头端达到心室表面

入胸腔（图 10-6），旋转 2 圈植入左心室侧后壁（图 10-7）。

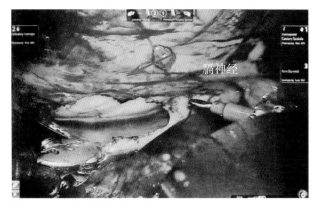

图 10-3　于膈神经后切开心包

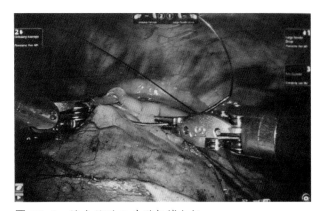

图 10-4　缝合临时心外膜起搏电极

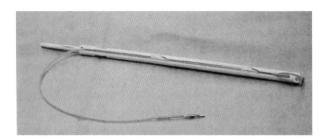

图 10-5　美敦力拧入式心外膜起搏电极

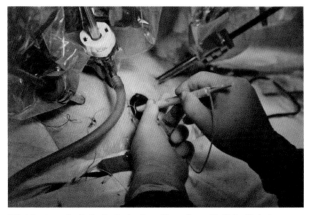

图 10-6　床旁手术医生送入拧入式心外膜起搏电极

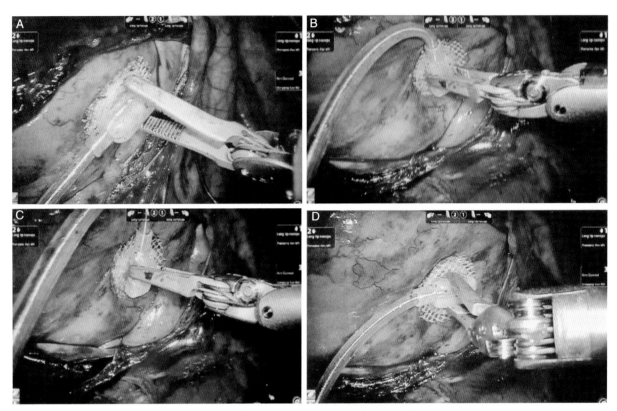

图 10-7　顺时针旋转植入拧入式心外膜起搏电极至左心室侧后壁（从 A 图到 D 图）

机械臂通过拧入固定电极至左心室表面，电极另一端通过右机械臂孔引出胸腔外（图 10-8）。测试电极的阈值、阻抗及 R 波感知度等参数。于起搏器囊袋上方做横切口，分离并取出原有双腔起搏器（图 10-9），同时启动临时起搏器工作。左心室心外膜电极通过皮下隧道引至起搏器囊袋内，与原右心房、右心室电极一起连接三腔起搏器，固定在囊袋内。在确认起搏器工作正常后，缝合囊袋及胸部切口并留置胸腔引流管。患者转运回监护室。

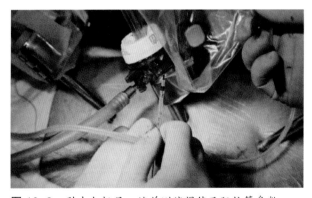

图 10-8　引出电极另一端并测试阈值及阻抗等参数

10.3　术后处理

术后患者在监护室常规监测，血流动力学及自主呼吸稳定后转入普通病房。胸腔引流管在 12 h 引流量小于 50ml 后拔除。

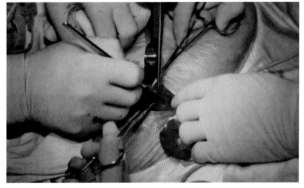

图 10-9　起搏器囊袋上方横切口，分离并取出原有双腔起搏器

10.4 总 结

前瞻性随机临床试验已证实行心脏再同步化治疗通过双心室起搏可以改善患者的心室功能、活动耐力及生活质量[2-3]。经静脉植入左心室起搏电极行心脏再同步化治疗是目前临床常用的方法，遗憾的是，其依赖于自身的冠状静脉解剖，成功率为75%~93%。作为对内科介入方法的有效补充，外科同步化技术治疗重症心力衰竭的研究仍处于发展阶段。

与内科经静脉接入方法相比，外科同步化治疗技术具有定位准确、电极植入成功率高、固定效果好、避免放射线暴露损伤等优点，但外科技术特有的创伤不可避免，特别是在重症心力衰竭患者中的应用受到一定限制。因此，如何最大限度地减轻创伤成为外科同步化治疗研究领域的重点。近年随着外科微创技术的发展，国外先进医疗中心已经开始研究通过外科微创技术放置心外膜电极完成同步化治疗，初步结果令人满意[4-5]，特别是机器人手术技术的发展，为微创外科同步化治疗心力衰竭提供了新的治疗手段（图10-10）。

机器人手术技术具有三维成像清晰、防抖动、缝合固定电极稳定等优点，为手术精确定位、最小创伤、手术质量等提供了保障[6-10]。术中可以很容易暴露左心室侧面和后基底面，这些位置已经有研究证实比普通的静脉窦电极刺激更能够获得良好的同步化[11]。机器人手术视野局部放大且很清晰，放置心外膜电极时可以充分避开脂肪、纤维化和血管富集区，并且可尝试不同部位确切地将心外膜左心室电极放置在心室最延迟的部位，从而达到最好的同步化治疗效果[12]，这一优点是传统内科同步化治疗技术一律采用静脉窦分布的静脉分支放置电极无法比拟的。采用机器人手术技术，切口小、术后恢复快，特别适合心功能不良患者。初步的应用经验表明，应用机器

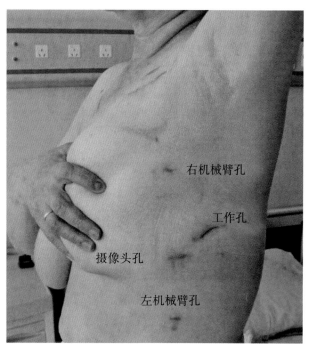

图 10-10 机器人左心室心外膜起搏电极植入后极好的美容效果

人辅助植入心外膜起搏电极安全、可行、有效，中长期效果需要更多病例及长期随访证实。

（任崇雷 译）

参考文献

[1] Cleland JGF, Daubert JC, Erdmann E, et al. The effect of cardiac resynchronization on morbidity and mortality in heart failure. N Engl J Med, 2005,352:1539-1549.

[2] Cazeau S, Leclercq C, Lavergne T, et al. Effects of multisite biventricular pacing in patients with heart failure and intraventricular conduction delay. N Engl J Med, 2001,344:873-880.

[3] Abraham WT, Fisher WG, Smith AL, et al. Cardiac resynchronization in chronic heart failure. N Engl J Med, 2002,346:1845-1853.

[4] Derose JJ, Balaram S, Ro C, et al. Midterm follow-up of robotic biventricular pacing demonstrates excellent lead stability and improved response rates. Innovations (Phila), 2006,1:105-110.

[5] Atoui R, Essebag V, Wu V, et al. Biventricular pacing for end-stage heart failure: early experience in surgical vs. transvenous left ventricular lead placement. Interactive cardiovascular and thoracic surgery, 2008,7:839–844.

[6] Gao C, Yang M, Wang G, et al. Robotically assisted mitral valve replacement. J Thorac Cardiovasc Surg,

2012,143:S64-S67.

[7] Gao C, Yang M, Wang G, et al. Totally endoscopic robotic ventricular septal defect repair. Innovations (Phila), 2010, 5(4):278-280.

[8] Gao C, Yang M, Wang G, et al. Excision of atrial myxoma using robotic technology. J Thorac Cardiovasc Surg, 2010, 139(5):1282-1285.

[9] Gao C, Yang M, Wang G, et al. Totally robotic resection of myxoma and atrial septal defect repair. Interact Cardiovasc Thorac Surg, 2008, 7(6):947-950.

[10] Gao C, Yang M, Wu Y, et al. Early and midterm results of totally endoscopic coronary artery bypass grafting on the beating heart. J Thorac Cardiovasc Surg, 2011,142(4):843-849.

[11] Ansalone G, Giannantoni P, Ricci R, et al. Biventricular pacing in heart failure: back to basics in the pathophysiology of left bundle branch block to reduce the number of nonresponders. Am J Cardiol, 2003, 91(9A):55F-61F.

[12] Gao C, Ren CL, Xiao CS, et al. The robotic epicardial lead implantation in cardiac resynchronization therapy. Zhonghua Wai Ke Za Zhi, 2013,51 (5):360-362